# BAUCHFETT WEG & Stoffwechsel anregen

## Wie Sie wirklich Ihr KÖRPER- & BAUCHFETT LOSWERDEN in nur 20 Tagen.

*Schnell Fett verbrennen am Bauch*
*mit INTERVALLFASTEN 16 8*
*und anderen, bewährten Methoden.*

***DAVID S. SMITH, Die Fitness Profis***

DAVID S. SMITH, Die Fitness Profis

ISBN: 9781096444046

**Inhalt**

# Begleitmaterial zu diesem Buch

Kennen Sie das? Das Abnehmen klappt einfach nicht, egal welche Diät man ausprobiert... Irgendwie will es nie so richtig funktionieren und der Bauch bleibt zum Schluss doch immer übrig. Damit Sie dem JETZT ein Ende setzen und endlich den Körper bekommen, den Sie sich wünschen, spielt nicht nur Ihre Ernährungsweise oder Ihr Training eine Rolle, sondern auch Ihre innere Einstellung.

Um innere Blockaden zu lösen, die Sie am Abnehmen hindern, benötigen Sie nur 12 Minuten am Tag! Negative Glaubenssätze und Selbstzweifel hindern nicht nur daran, langfristig schlank zu sein sondern auch am beruflichen Erfolg. Mit dem Audiotraining „Schlank & Fit" unterstützt Sie Christine Hofmann bei Ihrer Gewichtsreduktion. Dieses Audiotraining ist ideal, um Heißhungerattacken vorzubeugen und am Ball zu bleiben, was auch immer Sie vorhaben!

**Kombinieren Sie Ihre Ernährungsumstellung und Ihren Trainingsplan mit folgendem Audiotraining, damit Sie schnell schlank werden und vor allem bleiben:**

**https://all-about-amz.com/schlank und fit (*)**

# Einleitung

**Wollten Sie schon immer Ihre Traumfigur bekommen, aber wissen nicht genau wie?**

**Hätten Sie gern einen flachen, schlanken Bauch?**
**Würden Sie gern Ihr Bauchfett reduzieren?**
**Oder träumen Sie von einem Sixpack?**

***Dann wird dieser Ratgeber genau das Richtige für Sie sein!***

Der Sommer steht so gut wie vor der Tür und gerade zu dieser Jahreszeit wollen sich Männer wie auch Frauen wohl in ihrer Haut fühlen. Dennoch passiert es nicht selten, dass man an der Zielerreichung, welche man sich am Anfang vorgenommen hat, ziemlich schnell scheitert. Doch woran liegt das überhaupt? Sie kennen das bestimmt auch. Das Jahr geht so langsam zu Ende und man nimmt sich vor, im nächsten Jahr, sein komplettes Leben zu verändern. In der Regel wird man nach ein paar Wochen feststellen, dass die Motivation, die am Anfang noch da war, auf einmal verschwunden ist. Wer sich jedoch an den richtigen Techniken und Strategien bedient, wird sich in der Regel mit solchen Problemen nicht herumschlagen müssen.
Wie das funktioniert, werden Sie in diesem Buch erfahren. Ein flacher Bauch und eine schön schlanke Taille sind in den meisten Fällen nun mal kein Zufall. Es heißt nicht umsonst: „Man ist, was man isst". An diesem Spruch ist viel mehr dran, als sich die meisten Menschen im Klaren darüber sind. Außerdem lässt er sich auch perfekt auf die tagtäglichen Entscheidungen übertragen. Wer schlanke Hüften bekommen will, muss auch etwas dafür tun. Die meisten Menschen scheitern jedoch am Anfang schon daran, gezielt abzunehmen wie zum Beispiel am Bauch. Die Gründe

hierfür lassen sich auf unsere Evolution zurückführen. Unser Bauchfett war zum Beispiel in der Steinzeit unsere Überlebensreserve. Wenn wir mal in eine Notsituation gekommen sind, dann konnten wir auf diese Reserve zurückgreifen. Selbstverständlich haben sich die Zeiten geändert. Heutzutage muss sich keiner mehr um Mammuts sorgen machen und kann sich Nahrungsmittel so einfach besorgen wie nie zuvor. Unsere biochemischen Prozesse sind zum größten Teil aber noch gleich geblieben. Das ist auch der Grund, warum es so wichtig, ist sich an den richtigen Strategien und Techniken zu bedienen, wenn man gezielt und effektiv abnehmen möchte. Hierfür muss man jedoch zuerst wissen, was man genau falsch macht. Dabei werde ich Ihnen mithilfe dieses Ratgebers natürlich unter die Arme greifen.

**Was Sie in diesem Buch Spannendes erwartet:**

Am Anfang des Buches werden die größten Mythen des Abnehmens & Trainings vom Tisch geräumt, die viele Menschen noch tagtäglich mit sich tragen.

Sie profitieren nicht nur von vielen Tipps zum Fettverbrennen mit Methoden wie dem Intervallfasten, sondern auch von der Strategie, mit der Sie Ihre Ziele 100%ig erreichen. Die Strategie stützt sich auf Grundlagen des neurolinguistischen Programmierens. Mithilfe dieses Buches definieren Sie Ihre Ziele, gliedern diese in Zwischenziele und arbeiten geeignete Methoden zur Zielerreichung aus. Natürlich erwarten Sie genaue Anleitungen zum Intervallfasten 16:8 und 5:2 inklusive nützlicher Tipps zu dieser Trendmethode aus den USA.

Jetzt geht es ran den Speck! Mithilfe des 20-Tage-BAUCHKILLER-Trainingsplans & dazugehörigem Diätplan zeige ich Ihnen, wie Sie Schritt für Schritt jeden Tag etwas für Ihre Figur tun können. Auch die Kalorien kommen nicht zu kurz. Ich erläutere, was Sie

tagtäglich alles beachten müssen und wie Sie Ihre eigenen Erfolge festhalten können.
Übrigens beinhaltet dieses Buch sowohl für Männer als auch Frauen, die nach der erfolgreichen Abnehm-Phase ihren Körper definieren möchten, ein Kapitel zum Muskelaufbau. In diesem Teil können Sie Ihren Stoffwechseltyp bestimmen und so herausfinden, welche Ernährung sich am besten für Sie eignet, damit Sie schnell Muskeln aufbauen und einen tollen, definierten Körper bekommen. Die Nachbereitung behandle ich selbstverständlich auch, um sicherzustellen, dass kein Jo-Jo-Effekt eintritt. Somit steht Ihrer neuen Traumfigur sowie Ihrem flachen Bauch oder knackigen Sixpack nichts mehr im Weg und Sie werden schneller an Ihr Ziel kommen, als Sie ursprünglich dachten. Als besonderes Highlight finden Sie in meinem Ratgeber 40 Low Carb Rezepte zum Abnehmen und Gewicht halten, für Ihr Frühstück, Mittag-, Abendessen und süße Desserts! Alle sind besonders lecker, mit Nährwertangaben und Farbfotos (in der Taschenbuch-Version zum Download)!

***Jetzt geht es ran den Speck!***

# Problemzone Bauch

Die größte Problemzone von Mann und Frau ist immer noch der Bauch. Wir haben schon am Anfang festgestellt, dass dies vor allem evolutionäre Gründe hat, die bis in die Steinzeit zurückgehen.

Bauchfett ist nicht nur unschön, sondern kann langfristige auch sehr viele negative gesundheitliche Folgen mit sich bringen. Gerade unsere Organe können durch zu viel Bauchfett belastet werden. Auch verstopfte Arterien lassen sich in den meisten Fällen auf zu viel Bauchfett zurückführen.

Da sich so viel Bauchfett in der Regel nicht über Nacht, sondern schleichend aufbaut, bemerken auch die wenigsten Menschen etwas davon. Auch für unser Selbstbewusstsein ist Bauchfett alles andere als vorteilhaft. Dass es einen Zusammenhang zwischen dem Köper und der Psyche gibt, ist schon den allermeisten Menschen bekannt. Wenn unser Körper fit ist, dann ist es auch unser Geist - und umgekehrt. Wir haben mehr Kraft und Energie und können diese im Nachhinein wieder dafür nutzen, um produktiv durch den Tag zu starten. Auch unser Bild von uns selbst wird sich mit der Zeit verändern.

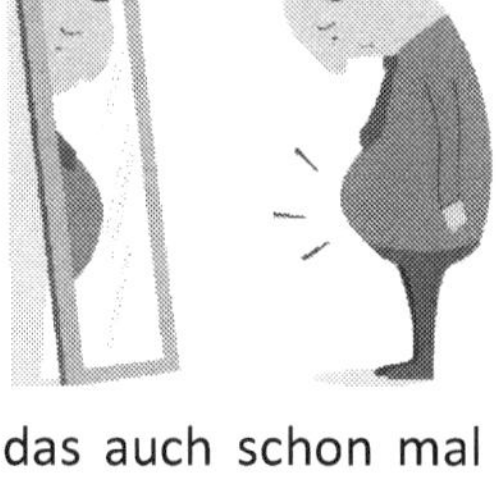

Vielleicht haben Sie das auch schon mal erlebt. Sie waren auf einer Party oder einer anderen wichtigen Veranstaltung und auf einmal hat eine Person den Raum betreten, die innerhalb von wenigen Sekunden die volle Aufmerksamkeit für sich gewonnen hat. In den meisten Fällen liegt das an der Ausstrahlung, die auch im großen Zusammenhang mit der eigenen Körperform steht. Übrigens: In der Steinzeit war das Bauchfett unsere Notreserve, wenn wir mal in eine schwierige Situation gekommen sind. Das ist auch der Grund, warum sich gerade Bauchfett heutzutage so schwer abbauen lässt. Außerdem ist es genetisch festgelegt, wo der Körper am meisten Fett ansetzt. Dementsprechend setzt der Körper dort Fettpölsterchen an, wo er es „für richtig hält". Sie können also nicht einfach an einer bestimmten Stelle Ihres Körpers abnehmen, nur weil Sie es gern so hätten. Der Körper baut meist überall gleichmäßig Fett ab bzw. eben je nach genetischer Veranlagung. Es gibt aber dennoch Möglichkeiten, auch die Problemzonen in den Griff zu kriegen!

***Wenn unser Körper fit ist, dann ist es auch unser Geist - und umgekehrt.***

# Mythen über Trainingsmethoden

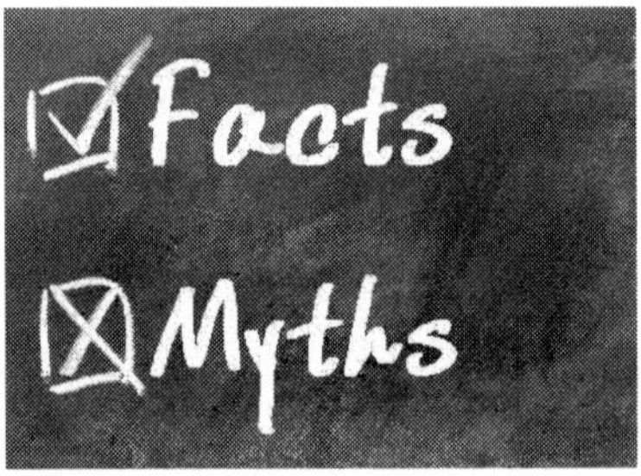


Ein Mythos, der immer wieder im Raum steht, ist, dass das Problem mit dem Bauch nur bei Männern wieder zu finden ist.

Dem ist jedoch gar nicht so! Auch Frauen haben sehr viele Probleme mit ihrem Bauchumfang und fragen sich tagtäglich, was sie dafür tun können, um mehr Bauchfett zu verlieren.
Das liegt vor allem daran, weil auch ihr Bauchfett negative Folgen für ihr Selbstbewusstsein mit sich trägt. Gerade Frauen machen sich viel mehr Sorgen um ihre Figur als Männer.
Mythen zur Fettverbrennung sind schon lange bekannt. Sie führen in den meisten Fällen dazu, dass man die falschen Strategien verwendet und somit auch nicht an das gewünschte Ziel kommt.
Dies fängt schon beim Sport an. Viele glauben, dass wenige Minuten auf dem Laufband ausreichen, um die Fettverbrennung auf Vordermann zu bringen. Ein kurzes Training von 10 Minuten reicht in der Regel hierfür nicht aus.
In den Sportwissenschaften ist schon lange bekannt, dass ein aerobes Training einer der besten Methoden ist, um Fett zu verbrennen.
Hierbei handelt es sich um eine Trainingsform, die in der Regel 1/2 bis 3 Stunden dauert und bei geringer Belastung durchgeführt wird. Hierunter fallen vor allem Ausdauersportarten wie zum Beispiel das Laufen oder Schwimmen. Da 2 bis 3 Stunden für den Körper eine ziemlich große Belastung sind, sollte man als Anfänger solch eine Trainingsdauer vermeiden.
Auch ein HIIT-Training ist sehr gut geeignet, um seinen Fettstoffwechsel auf Vordermann zu bringen. So ein intensives Intervalltraining dauert in der Regel nicht länger als 20 Minuten und ist eine Mischung von einem Ausdauer- und Krafttraining. Doch nicht jede Sportart ist dafür geeignet, um Fett so schnell wie möglich schmelzen zu lassen.
Das Gewichtheben allein ist nicht empfehlenswert, um Fett abzubauen. Man wird damit kaum Erfolg haben, wenn man nicht gleichzeitig auch die Ernährung verändert und es mit ein wenig Ausdauersport verknüpft. Krafttraining im Allgemeinen kann

dabei helfen, Muskeln unter der Fettschicht aufzubauen, aber das bedeutet noch lange nicht, dass sich das Fett dadurch automatisch in Muskelmasse verwandelt.
Wer auf langfristige Sicht Fett abbauen möchte, muss auch auf täglicher Basis etwas dafür tun. Das bedeutet, dass Kalorien jeden Tag aufs Neue verbrannt werden müssen. Die beste und vor allem für Beginner einfachste Methode hierfür ist ein regelmäßiges Ausdauertraining. Welchen Zeitrahmen man sich für seine Sporteinheit einplant, ist von Person zu Person unterschiedlich. Nicht selten werden hierfür die frühen Morgenstunden herausgesucht, da die meisten Menschen glauben, dass man morgens am meisten und schnellsten Fett verbrennen kann.
Auch diese Annahme ist falsch! Der Körper kann zu jeder Zeit gleich viel an Kalorien verbrennen. Es ist zwar nicht unwahr, dass man morgens vielleicht mehr mentale und physische Energie hat, um länger Sport zu machen, aber das ist kein Argument dafür, dass man zu dieser Uhrzeit schneller Kalorien verbrennen würde.

***In den Sportwissenschaften ist schon lange bekannt, dass ein aerobes Training einer der besten Methoden ist, um Fett zu verbrennen.***

# Mythen über die richtige Ernährung

Es gibt nicht nur Mythen über den Sport.
Auch wenn es um das Thema Ernährung geht, häufen sich die Mythen immer mehr. Gerade wenn man mit dem Sport angefangen hat, verfällt man schnell in den Irrglauben, dass man so viel essen kann, wie man möchte. Dieser Irrglauben ist sowohl bei Männern als auch bei Frauen vorhanden.

Die Wahrheit sieht jedoch anders aus. Die Ernährung kann sogar bis zu 80 % darüber bestimmen, ob man seine Traumfigur verwirklichen kann oder nicht. Der Sport wird hierbei von den meisten Menschen überschätzt.
Eine Salami Pizza mit ca. 300 Gramm hat in der Regel bis zu 800 kcal. Dafür müsste eine 20-jährige Frau ca. 220 Minuten inlineskaten. Das bedeutet natürlich nicht, dass man die Bewegung einfach links liegen lassen sollte. Regelmäßige Bewegung beugt sehr viele Zivilisationskrankheiten wie zum Beispiel Diabetes, Übergewicht, Herzinfarkt sowie den Schlaganfall vor.
Dazu gehört aber auch die richtige Ernährung. In der Regel ist zu empfehlen, von Fast Food und verarbeitetem Essen wie zum Beispiel Weißbrot die Finger zu lassen. Sie haben in der Regel nicht nur mehr Kalorien, sondern verursachen in den meisten Fällen auch Heißhunger.
Daher ist es empfehlenswert, eher auf unverarbeitete Lebensmittel zurückzugreifen, die sich vor allem in Vollkornprodukten wiederfinden.
Wenn es um das Thema „Ernährung" geht, geraten viele in die Falle, dass sie sich das Essen nach 17 Uhr verbieten. Bei vielen Menschen ist dies auch noch heute die goldene Regel, da die meisten glauben, dass Essen nur abends dick machen kann und dass davor nach Lust und Laune gegessen werden kann. Wenn wir einen genaueren Blick darauf werfen, können wir auch hier erkennen, dass dies ein Trugschluss ist. Es kommt nicht darauf an, um welche Uhrzeit man Kalorien zu sich nimmt, sondern wie viel Kalorien man über den ganzen Tag aufgenommen hat.
Wenn die Energiebilanz positiv ist, hat man in der Regel zu viele Kalorien zu sich genommen und nimmt auch zu. Daher ist es empfehlenswert, bei einer Diät die Energiezufuhr herunterzuschrauben. Hierbei sollte man es selbstverständlich nicht übertreiben.

Von einem auf den anderen Tag nahezu 2.000 kcal weniger zu essen kann nicht nur ungesund sein, sondern führt in der Regel auch dazu, dass man in der Zukunft mit Problemen wie zum Beispiel Heißhungerattacken zu kämpfen hat.
Auch Kohlenhydrate sind in den letzten Jahren immer mehr in den Verruf geraten. Gerade Frauen versuchen, Kohlenhydrate um jeden Preis zu vermeiden. Das ist auch der Grund, warum Low Carb in den letzten Jahren immer mehr in Trend gekommen ist und sich viele Menschen auch große Erfolge von dieser Diät erhoffen.
Wer seine Kohlenhydrate jedoch von einem auf den anderen Tag komplett streicht, wird in der Zukunft auch mit Konsequenzen zu kämpfen haben. Unser Körper braucht nämlich Kohlenhydrate, um wichtige Funktionen aufrecht zu erhalten wie zum Beispiel Gehirnfunktionen, die nur mithilfe von Glucose auf Dauer funktionieren können.
Darüber hinaus sollten Sie zwischen einfachen und komplexen Kohlenhydraten unterscheiden. Einfache Kohlenhydrate sind schlecht für den Körper, führen zu Übergewicht und finden sich überwiegend in verarbeiteten Lebensmitteln wie zum Beispiel Fast Food und Süßigkeiten wieder. Genau das Gegenteil ist bei komplexen Kohlenhydraten der Fall. Auch komplexe Kohlenhydrate können selbstverständlich dick machen, wenn man zu viel von ihnen zu sich nimmt, aber sie führen, im Gegensatz zu einfachen Kohlenhydraten, nicht zu Problemen wie zum Beispiel Heißhungerattacken. Das liegt daran, dass sie langsamer vom Körper verarbeitet werden und in der Regel auch besser verarbeitet werden können. Komplexe Kohlenhydrate finden sich vor allem in unverarbeiteten Lebensmitteln wie zum Beispiel Vollkornprodukten wieder.
Wer sein Bauchfett loswerden möchte, sollte auf seine Zuckerzufuhr achten. Auch hier schwebt ein Mythos vor, und zwar, dass Fruchtzucker besser ist als normaler Zucker. Es stimmt

zwar, dass Fruchtzucker nicht chemisch besetzt ist, aber das bedeutet noch lange nicht, dass man von Fruchtzucker nicht zunehmen kann.

Der einzige gesundheitliche Vorteil, den Fructose mitbringt, ist, dass der Blutzuckerspiegel nicht so schnell in die Höhe steigt, wie das zum Beispiel bei industriellem Zucker der Fall ist. Das bedeutet aber nicht, dass er weniger Kalorien hat oder auch nicht dick machen kann. Darüber hinaus kann Fruchtzucker bei Leuten mit einer Fruchtzuckerunverträglichkeit zu Problemen wie zum Beispiel Durchfall, Blähungen, Völlegefühl etc. führen.

Wer schnell und einfach abnehmen möchte und an Fett verlieren will, greift nicht selten zu Lightprodukten. Hier wird jedoch auch schnell übersehen, dass diese Produkte eine Schattenseite haben. Auch wenn sie keinen Zucker in sich haben, bedeutet das noch lange nicht, dass man dadurch abnimmt. Oft wecken diese Zuckerersatzstoffe unbändige Gelüste und bringen den Körper durcheinander. Ihm wird suggeriert, er bekäme Zucker zugeführt, bereitet sich darauf vor, und dieser bleibt dann aber weg.

Wenn Produkte wie zum Beispiel Joghurts, Aufschnitte wie Butter, Wurst, Chips, Erdnusslocken, Frischkäse oder Soßen angeben besonders fettarm zu sein, bedeutet das noch lange nicht, dass sie auch weniger Kalorien in sich haben. In der Regel ist der Unterschied nicht ansatzweise so groß, dass es sich lohnen würde diese Lebensmittel zu konsumieren. Ich möchte an dieser Stelle ein Beispiel heranführen, damit Sie sich besser vor Augen führen können, was darunter zu verstehen ist. Der Unterschied zwischen einer Tüte Light-Chips, die angibt bis zu 30 % weniger Fett zu beinhalten und einer ganz normalen Tüte Chips ist nicht ansatzweise so groß wie die meisten Menschen vermuten würden. Eine normale Chips-Tüte kommt mit 100 Gramm auf 535 Kalorien und die Light-Version in der gleichen Menge auf 490 Kalorien. Man spart also 45 Kalorien je 100 Gramm. In der Regel verhält es sich auch genauso mit allen anderen Light-Produkten.

Darüber hinaus sind die meisten Light-Produkte mit sehr vielen Zusatzstoffen besetzt, die schädlich für den Körper sein können. Dazu gehören zum Beispiel Emulgatoren, Aromen, Konservierungsstoffe und Stabilisatoren, die sich besonders häufig in solchen Produkten wiederfinden, die versprechen besonders gut für den Körper zu sein. Das Gleiche gilt auch für Light-Getränke bzw. Softdrinks, die kalorienreduziert sind.

***Es stimmt zwar, dass Fruchtzucker nicht chemisch besetzt ist, aber das bedeutet noch lange nicht, dass man von Fruchtzucker nicht zunehmen kann.***

Übrigens legen immer mehr Menschen großen Wert auf ihre **Gesundheit**. Man möchte nicht nur mehr gut aussehen und sich wohl fühlen in seinem Körper, sondern das Bewusstsein für eine gesunde Ernährung steigt in den Köpfen der Menschen. Das Thema **Übersäuerung** stellt für viele ein Problem dar aufgrund einer ungesunden Ernährung, von Fast Food Konsum, eines zu hohen Fleischverzehrs und vielen weiteren Faktoren. Wenn Sie dieses Thema interessiert, empfehle ich Ihnen die **Basenkur von Beatrice Jessel**. Sie stellt nicht nur die **Basische Ernährung** in ihrem Ratgeber vor, sondern teilt auch ihre **Lieblingsrezepte** mit ihren Lesern: https://amzn.to/2GoGquX

# Mythen über das Fett Verbrennen am Bauch

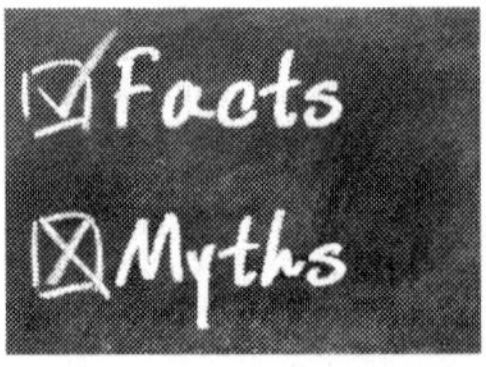

Wenn es um das Thema Bauchfett geht, stehen noch sehr viele Mythen im Raum. Gerade wenn es um das richtige Training geht, glauben immer noch viele, dass sie nur ein isoliertes Training absolvieren müssen, um ihr Bauchfett abzubauen. Dem ist jedoch gar nicht so. Fett sitzt nämlich nicht nur am Bauch und lässt sich in der Regel auch nicht nur am Bauch abbauen.

In der Praxis eignen sich Grundübungen besonders gut, um Fett am ganzen Körper und auch am Bauch abzubauen. Hierzu gehören vor allem Übungen wie zum Beispiel Kniebeugen oder das Körperbrett. Allein nur auf Bauchübungen zu setzen, ist nicht besonders effektiv, da der Körper „eins" ist und es gesundheitliche Schäden hätte, wenn Sie eine Region stärker als alle anderen trainieren würden.

Beim Körper spielen alle Muskeln zusammen, so könnten Sie beispielsweise Rückenprobleme bekommen, wenn Ihr Bauch zwar stark trainiert ist, es Ihnen aber im Rückenbereich an Muskeln fehlt. Darüber hinaus leben auch viele Menschen tagtäglich mit dem Mythos, dass sie jeden Tag Bauchübungen absolvieren müssen. In der Praxis kann das sogar zu dem Gegenteil führen, was man eigentlich erreichen wollte. Die richtige Regeneration ist nämlich mindestens genauso wichtig wie die richtigen Übungen. Aus den Sportwissenschaften ist zum Beispiel schon lange bekannt, dass die Muskeln sogar in der Regenerationszeit wachsen. Das bedeutet nicht, dass man komplett auf sein Bauchtraining verzichten sollte. Nach jedem Training sollte man aber eine Pause einbauen, damit sich die Bauchmuskeln auch richtig regenerieren können.

***Aus den Sportwissenschaften ist zum Beispiel schon lange bekannt, dass die Muskeln sogar in der Regenerationszeit wachsen.***

# Fett verbrennen mit aerobem Training

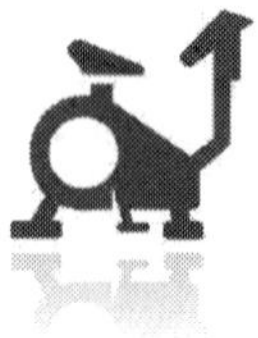

Eine sehr effektive Methode, um Fett zu verbrennen, ist das Ausdauertraining im aeroben Bereich. Einsteiger beschreiben dieses Training auch sehr oft als „halb-so-anstrengendes“ Ausdauertraining. Obwohl man nicht schnell läuft, hat solch ein Training eine positive Wirkung auf den Fettstoffwechsel.
Eine sehr gute Orientierung für die Intensität des Trainings gibt in der Regel die anaerobe Schwelle. Diese kann einem dabei weiterhelfen herauszufinden, ob man noch aerob oder anaerob trainiert. Die aerobe Schwelle liegt in der Regel bei ca. vier Millimol pro Liter an Milchsäuregehalt im Blut.

***Eine sehr effektive Methode, um Fett zu verbrennen, ist das Ausdauertraining im aeroben Bereich.***

## Definition Aerob – Anaerob

Der große Unterschied zwischen einem anaeroben Training und aeroben Training liegt darin, dass bei einem aeroben Training, beim Verbrennen von Kohlenhydraten, sehr viel Sauerstoff verbraucht wird. Auf diese Art und Weise wird dann Energie für weitere Muskelarbeit gewonnen. Als Hilfestellung dienen hierbei

die roten Muskelfasern, denn diese helfen einem dabei, Sauerstoff aufzunehmen.
Bei schnellen und intensiven Trainingseinheiten mit sehr hoher Belastung spricht man von anaerobem Training – hierbei braucht der Körper sehr viel mehr Energie. Die Energiegewinnung auf aerobem Weg reicht in der Regel dafür nicht mehr aus.
Aus diesem Grund wandelt der Körper Sauerstoff mit Milchsäuregärung in Energie um. Dabei fällt in der Regel Laktat an. Diesen Prozess bezeichnet man dann als anaeroben Energiestoffwechsel.

# Kombination aus aerobem und anaerobem Training

Darüber hinaus muss man nicht auf ein anaerobes Training verzichten, nur weil man seinen Fokus auf ein aerobes Training gerichtet hat. Es stimmt zwar, dass man mit einem aeroben Training in der Regel effektiver abnehmen und somit auch schneller Bauchfett verlieren kann, aber das bedeutet nicht, dass anaerobes Training keine Vorteile mit sich bringt.
Denn auch beim anaeroben Training, d. h. einem intensiveren, werden Kalorien verbrannt und man profitiert zusätzlich vom „Nachbrenneffekt“. Damit ist gemeint, dass man auch noch Stunden nach dem Training Kalorien verbrennt, denn der Körper war zuvor auf Hochtouren und fährt nur langsam wieder herunter.
In der Regel ist es zu empfehlen, zuerst und vor allem als Anfänger mit einem Ausdauertraining zu arbeiten. Damit wird man nämlich viel mehr Erfolg haben, wenn es darum geht, sein Bauchfett abzubauen.

## Welches Training ist wofür am besten geeignet?

- **Anaerobes Training: Für eine Steigerung der Leistung und den Aufbau von Muskeln sehr gut geeignet!**
- **Aerobes steigert die Ausdauer und hilft beim Abnehmen bzw. Fett verbrennen!**

Wie schon am Anfang erwähnt, schließt die eine Trainingsform die andere nicht aus. Es ist sogar empfehlenswert, seinen Trainingsplan mit beiden Bereichen zu füllen.

# Fett verbrennen am Bauch mit Intervallfasten

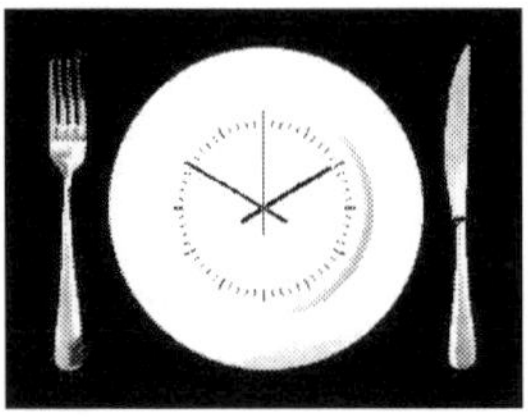

## Ursprung des Trends Intervallfasten

Ursprünglich forschte die Ernährungsmedizinerin Michelle Harvie und ihr Team an dem Zusammenhang zwischen Übergewicht und dem Entstehen von Krebserkrankungen, v. a. Brustkrebs bei Frauen. Sie entwickelte ein einfaches Konzept - das Intervallfasten - zur Reduktion von Körperfett.

Die Frauen durften ihren normalen Essgewohnheiten nachgehen, sollten jedoch jede Woche Fastentage einlegen. Anschließend verglich sie in mehreren Studien Probandinnen, die nach Harvies Plan aßen und Probandinnen, die eine herkömmliche Diät machten. Nach drei Monaten kam sie zu dem Ergebnis, dass die „Intervall-Fasterinnen" öfter durchhielten, mehr gefährliches Bauchfett verloren hatten und ihre Blutfette deutlich bessere Werte aufwiesen. Im Selbstversuch bestätigte der Arzt Michael Mosley die Ergebnisse, woraufhin sich das Teilzeitfasten rasant in Großbritannien und den USA ausbreitete. Von dort schwappte die Methode der 5:2-Diät, die Mosley als effektivste Variante empfand, schnell wieder über den Großen Teich zurück und stieß weltweit auf Begeisterung.

# Warum Sie fasten sollten!

Durch das Fasten wird zum einen die körpereigene Energiegewinnung angeregt, d. h., der Körper sucht sich nach 14-16 Stunden ohne Nahrung körpereigene Zellen, Fette und Proteine, die beispielsweise geschädigt sind und verdaut diese. Daraus zieht er quasi seine Energie. Dieser Prozess der inneren Reinigung bekämpft zudem Vieren und Bakterien, was Infektionen und Krankheiten vorbeugt, und den Alterungsprozess verlangsamt. Zum anderen findet auch eine »geistige Reinigung« statt. Mit der bewussten Aufnahme der Nahrungsmittel wird sich langfristig ein bewussteres Essverhalten einstellen, da ein seelisches Loslösen von ungesunden Gewohnheiten stattfindet.

Der Kreislauf wird entlastet, denn durch den reduzierten Verzehr von Fetten in der Gesamtbilanz einer Woche, wird das Blut »flüssiger« und kann die Muskeln und Organe wieder besser versorgen. Die Folge ist, dass das Herz weniger arbeiten muss und dadurch der Blutdruck sinkt. Ebenfalls dienen die Zeiten, in denen Sie nur 500/600 Kalorien zu sich nehmen, der Darmentleerung.

Durch das viele Trinken unterstützen Sie das Ausschwemmen der chemischen Stoffe, die täglich durch die Supermarktnahrung in

unserem Organismus landen und sorgt so für das Entschlacken Ihres Körpers. Das Bindegewebe, das viele dieser Abfallprodukte durch die ständige Nahrungsaufnahme einlagert, kann durch die eingefügten Fastentage ebenfalls entschlackt werden, da der angekurbelte Stoffwechsel den Abbau unterstützt. Sie fühlen die neue Energie, die Ihnen durch diese Prozesse zur Verfügung steht und können sie für Ihre alltäglichen Vorhaben nutzen.
Durch das Prinzip des Intervalls, also der Abwechslung zwischen Fasten und Essen, stellt Ihr Organismus nicht auf Sparmodus um. Ihr Körper muss nicht befürchten, dass er für schlechte Zeiten Reserven aufbauen muss, denn schon nach relativ kurzer Zeit bekommt er wieder genügend Nahrung sowie Nährstoffe. Dies bedeutet, dass Sie sich nicht an das Kaloriendefizit gewöhnen, sondern nach wie vor die gleiche Anzahl an Kalorien benötigen. Bei einer Crash-Diät, bzw. immer wiederkehrenden Radikaldiäten, passt sich der Stoffwechsel an und Sie gewöhnen sich an das Kaloriendefizit. Ihr Körper kann sich somit innerhalb der Fastenzeiten entspannt der inneren Reinigung widmen. Der Stoffwechsel fährt nicht herunter und der Jo-Jo-Effekt bleibt aus, sogar wenn Sie ab und zu Pausen vom Intervallfasten machen.

***Durch das Prinzip des Intervalls, also der Abwechslung zwischen Fasten und Essen, stellt Ihr Organismus nicht auf Sparmodus um.***

# Vorteile des Intervallfastens

Der Körper stellt nicht, wie bei einer herkömmlichen Diät, auf »Hungersnot« um, sondern erhöht durch die wöchentlich eingestreuten Fastentage seine Aktivität. Der Fettstoffwechsel wird angeregt, d. h. Sie nehmen ab und die Energie steigt. Neben den oben erwähnten positiven Wirkungen, gibt es weitere

wichtige gesundheitliche Aspekte, die für das Intervallfasten sprechen. Durch das Intervallfasten können Herzkreislauferkrankungen wie Herzinfarkt und Schlaganfall vorgebeugt werden. Außerdem hat Intervallfasten eine positive Wirkung auf neurologische Krankheiten wie Multiple Sklerose (MS), Morbus Parkinson oder Demenz.
Die Gehirnfunktionen konnten nachweislich positiv beeinflusst werden. Ebenfalls kann das Risiko, an Krebs zu erkranken, gesenkt werden. Ihre Verdauung wird angekurbelt vor allem während der Fastenzeiten. Sie unterstützen Ihren Körper mit dem Intervallfasten beim Entschlacken.
Durch die entschlackende Wirkung wird Ihr Immunsystem gestärkt. Durch die Entgiftung des Körpers bekommen Sie eine schönere beziehungsweise reinere Haut, sehen jünger und frischer aus. Außerdem wird Ihr Bindegewebe fester. Vor allem für Frauen, die an Cellulite leiden, ist dies ein Vorteil.

# Für wen Intervallfasten nicht geeignet ist

Auf das Intermittierende Fasten sollten Kinder, Jugendliche, Schwangere oder Stillende verzichten. Ältere Menschen oder jene die Medikamente einnehmen, sollten Ihren Arzt befragen. Generell sollten Sie Ihre Gesundheit vor der Diät untersuchen lassen. Einige Krankheiten schließen eine 16:8 oder 5:2 Diät absolut aus! Darunter fallen Essstörungen, Kachexie (starke Abmagerung mit allg. Schwund von Muskeln und Kraft), eine unkontrollierte Schilddrüsenüberfunktion, fortgeschrittene Demenz, Leber- und Nierenerkrankungen. Wenn Ihr Blutdruck grundsätzlich niedrig ist, kann es zu weiterem Absinken und damit bis zu Ohnmachtsanfällen kommen.
Ansonsten ist dieser Fastentrend für jedermann geeignet.

# Entschlackung und Entgiftung beim Intervallfasten

Der Vorgang der Entschlackung/Entgiftung findet in Ihrem Körper permanent statt. Ist dieser Vorgang gestört, hat dies Konsequenzen. Der Darm kümmert sich hauptsächlich um die Ausscheidung. Wenn dieser die Aufgabe nicht mehr allein bewältigen kann, kommen andere Organe ins Spiel. Hierzu gehören die Nieren, die Giftstoffe mit dem Urin abgeben, die Haut als größtes Organ, das über den produzierten Schweiß Giftstoffe ausscheidet und Ihre Lungen, die über die Ausatmung den Giftstoff ausscheiden. Kranke Menschen, die nicht mehr ganzheitlich entgiften können, haben häufig Mundgeruch. Der Körper bildet Schleim, der mit Giftstoffen versetzt und über Nase, Augen und den Genitaltrakt ausgeschieden wird. Wenn diese Organstruktur gestört ist, werden die Giftstoffe im Körper gesammelt und lagern sich ab. Sie wandern ungehindert in Ihr Bindegewebe, Fettpölsterchen, Sehnen, Kapseln und in die Muskelfasern. Sie sind übersäuert und tragen reichlich Giftstoffe in sich, die nicht letztlich eine Folge der schädlichen Industrie-Ernährung sind.

Der gestörte Vorgang führt zu einem geschwächten Immunsystem, eine verringerte Leistungsfähigkeit und kann der Grund für chronische Erkrankungen sein. Herzprobleme, eine hohe Vergesslichkeit und ein vorangetriebener Alterungsprozess sind zusätzliche, negative Folgen. Weitere Konsequenzen einer unzureichenden Entgiftung sind: Gicht, Arthrose, ein schlechtes, unreines Hautbild, Gallen-, Nieren- und Blasensteine, erhöhte Cholesterinwerte, undurchlässige, verkalkte Arterien und ein aufgequollenes Fettgewebe, das auch als Cellulite bezeichnet wird. Die erhöhte Anzahl an Giftstoffen im Körper schädigt nachhaltig. Neben der bloßen Vergesslichkeit kommt ein regelrechtes Abstumpfen seelischer und geistiger Natur in Gang. Selbst auf Ihre charakterlichen Eigenschaften hat dieser Prozess Einfluss: Während Sie zuvor liebevoll und einfühlsam waren, können Sie nun durch Rücksichtslosigkeit und Egoismus auffallen. Neben der physischen Konsequenz bleibt auch die Psyche nicht verschont: Depressive Verstimmung, Aggressionen und Angst sowie eine gereizte Launenhaftigkeit sind die Folge.

***Die erhöhte Anzahl an Giftstoffen im Körper schädigt nachhaltig.***

# Sport und Intervallfasten

Wie lässt sich Sport am besten mit dem Fasten kombinieren? Grundsätzlich lassen sich Intervallfasten und sportliche Betätigung kombinieren. Zu Beginn des Fastens kann es sein, dass Sie sich müde und schlapp fühlen. Auch die Leistungsfähigkeit kann in der Anfangszeit, während der Umstellung, schnell abnehmen. Hier kann es ratsam sein, sportlich etwas kürzerzutreten und dies mit Ihrem behandelnden Arzt zu besprechen. Oftmals kann es helfen, wenn Sie in den 8 Stunden, in denen Sie essen dürfen, einer sportlichen Betätigung nachgehen. Das lenkt zusätzlich ab! Nach der Umstellung gewöhnt sich der Körper daran und die Leistungsfähigkeit steigt wieder an. Anschließend fühlen Sie sich sogar energetischer und können ohne Einschränkung während des Fastens Sport treiben. Fühlen Sie, wie schnell sich Ihr Körper an die neue Situation gewöhnt und dass sie sogar noch mehr Energie haben als zuvor! Ganz wichtig ist hierbei vor allem die ausreichende Flüssigkeitsaufnahme.

# Intervallfasten-Methoden im Überblick

**16:8 Diät**

Die Methode ist als »Lean Gains« bekannt.
Sie sieht vor, dass Sie Innerhalb von 8 Stunden am Tag Ihre Mahlzeiten einnehmen und anschließend 16 Stunden fasten.
Die Fastenphase während Ihres Schlafes, könnte hierbei verlängert werden. Beispielsweise essen Sie 4 Stunden vor dem Schlafengehen und 4 Stunden nach Ihrem 8-stündigen Schlaf nichts und haben dann 8 Stunden, um Ihre Mahlzeiten bewusst zu genießen.

**5:2 Diät**

Die Methode richtet sich nach Wochenabschnitten, die „5" steht für fünf Tage pro Woche, an denen normal gegessen wird und die „2" für die zwei Fastentage, die beliebig eingelegt werden können.

**Eat-Stop-Eat**

Hierbei wird im 24-Stunden-Rhythmus gegessen und gefastet, d. h. Sie essen innerhalb 24 Stunden Ihren gewohnten Essverhalten nach und fasten anschließend für 24 Stunden.
Dabei verzichten Sie komplett auf Nahrung, trinken jedoch sehr viel Wasser oder Tee.

**20:4 Diät**

20 Stunden sollen Sie bei dieser Methode fasten und innerhalb des Zeitfensters von 4 Stunden dürfen Sie essen.
Diese Variante ist für Experten, für eine langfristige Umstellung, nicht geeignet.

**36:12 Diät**

Sie fasten bei dieser Methode 36 Stunden, essen anschließend an einem Tag zwischen 8 – 20 Uhr und fasten schließlich wieder die Nacht durch und den kompletten nächsten Tag.

# Die Regeln beim Intervallfasten

Sie brauchen sich nur an ein paar wirklich einfache Grundregeln halten, die für das Intervallfasten gelten. Zudem werden Sie auf diese Weise schnell an Gewicht verlieren. Nachstehend veranschaulichen wir, durch Aufzählungen, was beim Intervallfasten erlaubt ist und was nicht. So haben Sie die Regeln, die am wichtigsten und ausschlaggebend für Ihren Erfolg sind, auf einen Blick.

**Flüssigkeitsaufnahme - was ist erlaubt:**

- Mineralwasser, still, medium und mit Kohlensäure, warmes Wasser
- Ungesüßter Tee, Matcha Tee
- Schwarzer Kaffee, Espresso

**Flüssigkeitsaufnahme - was ist nicht erlaubt:**

- Kaffee oder Tee mit Milch/Honig
- Kaffee oder Tee mit Zucker/Süßstoff

- Wasser mit Zitrone

**Flüssigkeitsaufnahme während der Fastenzeit**

Sie dürfen nur ungesüßte Getränke zu sich nehmen. Ihr Körper soll nur auf die Fettpölsterchen - Ihre Reserven - zurückgreifen.

**Methode 16/8 - Nahrungsaufnahme**

Sie dürfen sich wie bisher ernähren. Jedoch nur in den 8 Stunden außerhalb der Fastenperiode, zu denen Sie Sie essen „dürfen". Wenn Sie aber bewusst darauf achten, dass Zucker und Fette reduziert werden und nicht wie gewohnt weiter essen, nehmen Sie umso rascher ab und entgiften schneller.

Die Regeln zur Flüssigkeits- und Nahrungsaufnahme stellen die wichtigsten Grundregeln dar. Die genauen Fastenzeiten in Bezug auf die 16/8 Methode, die 8 Stunden wo Sie essen dürfen und das Fasten von 16 Stunden, zeigen wir in einem späteren Kapitel.

# Anleitung zum Intervallfasten 16:8

## Beispiele für Fastenzeiten

Ihr Körper befindet sich von 4 Uhr früh bis ca. 12 Uhr am Mittag in der sogenannten Ausscheidungsphase. Eine Fastenzeit von 18 Uhr bis 22 Uhr wäre daher ideal! Sie unterstützen Ihren Körper in dieser Zeit am besten, was für einen guten Abbau der Stoffwechselendprodukte sorgt. Für die Gewohnheit der Morgentoilette ist dieser Prozess übrigens mitverantwortlich. Wenn Sie in dem genannten Zeitraum doch Nahrung zu sich nehmen, werden die Entgiftung und damit die Ausscheidung verhindert. In diesem Fall ist der Körper auf die Nahrungsaufnahme fokussiert. Dies widerspricht der verbreiteten Annahme, dass das Frühstück gesund und notwendig ist. Sie können die Fastenzeit auch geringfügig nach hinten verschieben. Dies kann der Fall sein, wenn Sie später mit Ihrer Familie gemeinsam essen möchten. In diesem Fall empfiehlt sich eine Fastenzeit von 21 Uhr bis 13 Uhr. Wenn Sie eher der Frühstückstyp sind, können Sie Ihre Fastenzeit entsprechend anpassen. Der Zeitraum von 17 Uhr bis 9 Uhr wäre hier eine Möglichkeit. Nach 17 Uhr genießen Sie Ihren Feierabend und sind weniger aktiv. Als Frühstückstyp wäre es so ein Leichtes nichts mehr an Nahrung zu sich zu nehmen.

***Eine Fastenzeit von 18 Uhr bis 22 Uhr wäre daher ideal!***

# 16/8 Methode - Der Rhythmus

Diese Methode beschreibt das Intervall der Fastenzeit. Die letzte Mahlzeit vor dem Fastenintervall und die erste danach werden mit 16 Stunden bemessen. In der Zeit des Fastens ist Ihr Körper darauf programmiert, Zellen zu erneuern und überschüssiges Fett abzubauen. Während es bei einer „normalen" Ernährung kaum größere Unterbrechungen zwischen den Mahlzeiten gibt, hat Ihr Körper bei der 16/8 Methode ausreichend Zeit zum Entgiften. Besonders, wenn Sie auf das Frühstück verzichten möchten oder abends nichts mehr essen, eignet sich diese Methode ideal. Ihre Fastenzeit lässt sich perfekt auf Sie zuschneiden. Je nachdem welcher Typ Sie sind.
Wie sieht so ein typischer Tagesplan aus, wenn Sie sich für das Intervallfasten entscheiden? Hier erhalten Sie einen anschaulichen Ablauf, der zum Nachmachen einlädt.
Das Beispiel stellt eine hilfreiche Schrittfolge für die 16/8 Methode dar. Die beispielhafte Fastenzeit befindet sich hier von 20 Uhr am Abend bis 12 Uhr am nächsten Mittag.

# Die letzte Nahrungsaufnahme am Vortag:

Das Abendessen sollte bis um 20 Uhr vollführt worden sein. Wasser, ungesüßter Tee oder Kaffee sind anschließend noch erlaubt. Bald darauf gehen Sie zu Bett. So fällt es Ihnen sicherlich leichter, nichts mehr zu sich zu nehmen.

# Ihre erste Mahlzeit am nächsten Tag:

Sie lassen das Frühstück ausfallen am nächsten Morgen. Das Fastenintervall von 16 Stunden ist noch nicht abgeschlossen. Ab 12 Uhr am Mittag können Sie etwas essen. Wenn Sie ohnehin nicht gern frühstücken, dürfte es Ihnen recht leicht fallen. Für den Frühstücktyp wird es zunächst eine gravierende Umstellung sein. Sie sollten - ganz gleich welcher Typ Sie sind - auf eine ausreichende Flüssigkeitsaufnahme achten. Die Mahlzeit ab 12 Uhr kann süß oder deftig sein. Was es letztendlich sein darf, entscheiden Sie.

# Ihr Mittagsgericht:

Das Mittagessen können Sie ab 14 Uhr zu sich nehmen. Da Sie um 12 Uhr noch „gefrühstückt" haben, könnte es etwas früh sein. Hier lässt sich die Zeit auch auf 16 Uhr auslegen. In der Entscheidung was Sie essen, sind Sie absolut frei. Bitte bedenken Sie, dass ein knackiger Salat mit Fleischeinlage (z. B. Hähnchen) schneller zum gewünschten Abnehmerfolg führt, als Pommes mit Currywurst. Ein Kaloriendefizit - und sei es noch so klein - beschleunigt nicht nur den Vorgang der Entgiftung, sondern zusätzlich den Erfolg bei der Gewichtsreduktion. Sofern die Mahlzeit verdaut ist, können Sie dann gerne eine sportliche

Einheit einlegen. Am besten eignet sich Jogging oder Nordic Walking im akkuraten Tempo. Achten Sie auf Ihre Herzfrequenz und lassen Sie es langsam angehen. Wenn sich Ihr Körper an den Sport und die Fasteneinheiten gewöhnt hat, können Sie den Sport flexibel in Ihren Tagesablauf einbauen.

## Einmal pro Tag naschen:

Der Heißhunger ist ein Verlangen, dass Sie bei jeder Ernährungsumstellung heimsuchen wird. Sie können ein einziges Mal pro Tag naschen. Greifen Sie hier bevorzugt zu süßem Obst oder einem Riegel Zartbitterschokolade. Ein Verzicht auf solche kleinen Naschereien beschleunigt Ihren Abnehmerfolg.

## Was Sie abends essen:

Planen Sie bei der Zubereitung und dem Essen Ihres Abendbrotes genug Zeit ein. Sie müssen eine Frist bis um 20 Uhr einhalten und wollen schließlich nicht unter Zeitdruck essen. Beim Abendessen empfiehlt sich ein Gericht mit einem erhöhten Eiweißgehalt und dafür weniger Kohlenhydrate. Wie wäre es zum Beispiel mit einem leckeren Rührei und einem Salat?

## Ihre Fastenperiode:

Die eigentliche Fastenzeit beginnt für Sie ab 20 Uhr. Für viele sind die letzten Stunden vor dem Zubettgehen am schwierigsten durchzuhalten ... Bleiben Sie diszipliniert und lenken Sie sich ab. Wasser - egal ob warm, mit oder ohne Kohlensäure - sowie Tee und Kaffee in ungesüßter Form können Sie zu sich nehmen. Ihr Lipidstoffwechsel (Fettstoffwechsel) wird durch Ingwer in Form von Tee zusätzlich auf Hochtouren gebracht. In der Fastenzeit, die bis zum nächsten Mittag andauert, kann sich Ihr Körper mit der Reinigung, Entgiftung und Verbrennung überschüssiger Fette befassen. Der Zeitraum des Fastens ist elementar und das Grundprinzip für Ihren Erfolg beim Intervallfasten!

# 7-Tage-BAUCHKILLER Ernährungsplan zur 16:8 Methode

| |
|---|
| **Fastenzeit: 20-12 Uhr**<br>**Essenszeit: 12-20 Uhr** |

**ERSTER TAG**

**Frühstück um 12 Uhr**
**Eine Tasse Kaffee, schwarz; Eier wahlweise mit gedünstetem Gemüse**

**Mittagessen um 15:30 Uhr**
**Hähnchenbrust in Gemüsepfanne**

**Snack um 17 Uhr**
**1 Erdbeermuffin**

**Abendessen um 19 Uhr**
**Gulasch-Gemüsesuppe**

**Flüssigkeitszufuhr**

**2-3 Liter pro Tag stilles Wasser und ungesüßten Entschlackungstee**

**Sport**
**1,5 Stunde Training Ihrer Wahl und angepasst an Ihr Fitnesslevel**

**ZWEITER TAG**

**Frühstück um 12 Uhr**
**Eine Tasse Kaffee, schwarz; Grapefruit-Smoothie**

**Mittagessen um 15:30 Uhr**
**Auberginen-Salami-Pizza**

**Snack um 17 Uhr**
**1-2 Äpfel**

**Abendessen um 19 Uhr**
**Ingwer-Zitronen-Suppe**

**Flüssigkeitszufuhr**
**2-3 Liter pro Tag stilles Wasser und ungesüßten Entschlackungstee**
**Sport**
**PAUSE**

*Challenge: Zählen Sie heute Ihre Kalorien, um ein größeres Defizit zu erreichen und somit schneller Fett zu verlieren. Kaloriengrenze für Frauen= heute insges. 1.000 kcal; Kaloriengrenze für Männer= heute insges. 1.200 kcal.*

**DRITTER TAG**

**<u>Frühstück um 12 Uhr</u>**

**Eine Tasse Kaffee, schwarz; Feigenshake**

**<u>Mittagessen um 15:30 Uhr</u>**

**Entenbrust auf Wok-Gemüse**

**<u>Snack um 17 Uhr</u>**

**Beeren**

**<u>Abendessen um 19 Uhr</u>**

**Thunfischsalat auf Eisberg**

**<u>Flüssigkeitszufuhr</u>**

**2-3 Liter pro Tag stilles Wasser und ungesüßten Entschlackungstee**

**<u>Sport</u>**

**PAUSE**

**VIERTER TAG**

**<u>Frühstück um 12 Uhr</u>**

**Power-Smoothie**

**<u>Mittagessen um 15:30 Uhr</u>**

**Thunfisch-Eier**

**<u>Snack um 17 Uhr</u>**

**1 Erdbeermuffin**

**<u>Abendessen um 19 Uhr</u>**

Mexikanische Chili-Hähnchen-Suppe

Flüssigkeitszufuhr
2-3 Liter pro Tag stilles Wasser und ungesüßten Entschlackungstee

Sport
1 Stunde Training Ihrer Wahl und angepasst an Ihr Fitnesslevel

FÜNFTER TAG

Frühstück um 12 Uhr
Eine Tasse Kaffee, schwarz; Erdbeer-Sojacreme

Mittagessen um 15:30 Uhr
Feta-Avocado-Wrap

Snack um 17 Uhr
Wassermelone

Abendessen um 19 Uhr
Brokkolisalat mit Pinienkernen

Flüssigkeitszufuhr
2-3 Liter pro Tag stilles Wasser und ungesüßten Entschlackungstee

Sport
PAUSE

*Challenge: Zählen Sie heute Ihre Kalorien um ein größeres Defizit zu erreichen und somit schneller Fett zu verlieren. Kaloriengrenze für Frauen=1.000; Kaloriengrenze für Männer=1.200.*

**SECHSTER TAG**

**Frühstück um 12 Uhr**

**Eine Tasse Kaffee, schwarz; Porridge (Haferflocken, Beeren, Magerquark)**

**Mittagessen um 15:30 Uhr**

**Bunt gefüllte Zucchini**

**Snack um 17 Uhr**

**Nüsse**

**Abendessen um 19 Uhr**

**Kräuternudelsalat**

**Flüssigkeitszufuhr**

**2-3 Liter pro Tag stilles Wasser und ungesüßten Entschlackungstee**

**Sport**

**1,5 Stunde Training Ihrer Wahl und angepasst an Ihr Fitnesslevel**

**SIEBTER TAG**

**Frühstück um 12 Uhr**

**Eine Tasse Kaffee, schwarz; Beerenjoghurt**

**Mittagessen um 15:30 Uhr**
**Pizzaboden aus Blumenkohl**

**Snack um 17 Uhr**
**Trauben mit Käsestückchen (fettarm) oder Tomaten-Mozzarella (fettarm)**

**Abendessen um 19 Uhr**
**Blumenkohlbrei**

**Flüssigkeitszufuhr**
**2-3 Liter pro Tag stilles Wasser und ungesüßten Entschlackungstee**

**Sport**
**PAUSE**

Bitte beachten Sie, dass dieser Plan nur beispielhaft ist. Der Kaffee am Morgen ist keine Pflicht, aber erlaubt, da er die Fettverbrennung anregt (schwarz trinken!). Wer eisernen Willens ist und noch mehr erreichen möchte in kurzer Zeit, lässt die Snacks weg! Sie dürfen sich übrigens immer mal etwas gönnen! Dieser 7-Tage-Plan ist deshalb etwas „strenger", damit Sie schnell viel Gewicht verlieren, nämlich bis zu 5 kg. Das ist möglich ganz ohne Diät oder große Verzichte, denn satt essen dürfen Sie sich. Wenn Sie mit diesem Plan starten, werden Sie schnell abnehmen, anfangs ist der Gewichtsverlust ohnehin am größten. Sie dürfen nach dieser Woche mit dem Intervallfasten weiter machen zum Beispiel in abgeschwächter Form. Gönnen Sie sich auch mal Milch und Zucker im Kaffee oder Fast Food zwischendurch (natürlich nur während der Essenszeit). Intervallfasten ist eine Ernährungsform, die man ein Leben lang führen kann! Viel Spaß mit dem Plan und viel Erfolg bei Ihrer Ernährungsumstellung. Wenn Sie die erste

Woche durchgezogen haben, stellen Sie sich selbst die Fragen, **wie Sie sich nach Ihrer ersten Woche *Intervallfasten* fühlen und wie viel Sie abgenommen haben** natürlich. Dafür wiegen Sie sich bitte vorher und nachher. Messen Sie die Problemzone Bauch (und andere wie Oberarme oder Oberschenkel) vor und nach den 7 Tagen, möglichst genau mit einem Maßband. Oft wird übrigens Fett verbrannt und Muskelmasse aufgebaut, was sich dann nicht oder kaum bemerkbar macht auf der Waage. Aber es kommt ja nicht nur auf die Zahl an, sondern auf Ihre Körperform. Muskeln wiegen nämlich ungefähr dreimal mehr als Fett. Fragen Sie sich auch nach dem anfänglichen Intervallfasten, **wie leicht oder schwer die Umgewöhnung für Sie war, wie sich Ihr Geist anfühlt nach dieser ersten Woche des Entgiftens und Umstellens, ob Sie mehr Energie haben und Ihre Haut vielleicht schon viel reiner und frischer geworden ist**. Bestimmt haben Sie auch bessere Laune, nicht wahr?! **TIPP:** Für noch mehr Abnehmerfolg hängen Sie noch eine Woche dran! Verwenden Sie auch für die zweite Woche diesen Plan und seine Regeln zu Ess- und Fastenzeiten, Zeitpunkte für die einzelnen Mahlzeiten und Regeln zum Sport bzw. zur Flüssigkeitsaufnahme.

# Anleitung zum Intervallfasten 5:2

Worum geht es nun genau bei dieser Diät? Das Prinzip ist einfach: Sie essen 5 Tage wie gewohnt und legen 2 Fastentage pro Woche ein, in denen Frauen nicht mehr als 500 und Männer maximal 600 Kalorien zu sich nehmen.

**An welchen 2 Tagen faste ich?**

Zunächst überlegen Sie sich, an welchen Tagen das Fasten in Ihren Alltag passt. Um einen Gewöhnungseffekt zu erzielen, sollten Sie versuchen, die ausgewählten Tage grundsätzlich beizubehalten. Dies ist aber kein Muss, Sie können die zwei Fastentage jede Woche auf andere Tage legen.

**Was darf ich an den 2 Fastentagen zu mir nehmen?**

Kohlenhydratreiche Nahrungsmittel wie Zucker, Reis, Kartoffeln, Nudeln etc. sind an den Fastentagen tabu. Essen Sie viel Gemüse und nehmen Sie viel Eiweiß zu sich wie zum Beispiel mageres Fleisch, mageren Fisch oder Tofu. Wichtig ist, dass Sie viel trinken, bestenfalls Wasser oder ungesüßten Tee. Kaffee ohne Milch und Zucker können Sie ebenfalls genießen. Denken Sie daran, an den zwei Fastentagen nicht über 500 beziehungsweise 600 Kalorien zu kommen!

Die 5:2 Diät erfordert wenig Verhaltensänderung, was das Durchhalten fördert.

**Sie funktioniert generell bei jedem:**

**- Frauen und Männern.**

**- Allen, die zahlreiche erfolglose Diäten hinter sich haben.**

**- Allen, die ihrem Wohlfühlgewicht nachsinnen.**

Sie sollten jedoch gesund sein und von Ihrem Arzt grünes Licht für die Diät einholen. Vorteile dieser Methode sind, dass sie sich leicht in den persönlichen Alltag integrieren lässt und Sie auf nichts verzichten müssen.

In der Anfangsphase kann es manchmal zu Kopfschmerzen, Schwindelgefühl oder auch Verstopfung kommen. Deswegen ist es äußerst wichtig, viel zu trinken! In manchen Erfahrungsberichten ist auch von einer veränderten Kälteempfindlichkeit die Rede. Dies hängt mit der Ernährungsumstellung zusammen. Hat sich Ihr Körper an die Fastentage gewöhnt, lassen die Nebenwirkungen nach bzw. verschwinden ganz.

Die 5:2 Diät wirkt durch das Prinzip der längeren Esspausen. Die meisten Menschen führen ständig Kalorien zu sich wie zuckerreiche Getränke, Zwischenmahlzeiten, Snacks etc., die die Hauptmahlzeiten ergänzen. Hierdurch wird die Bauchspeicheldrüse immerzu gefordert, Insulin auszuschütten. Dieses Hormon ist wichtig, um den Zucker aus dem Blut in die Zellen zu befördern, und regt eben diese zur Vermehrung an. Werden nun laufend Nährstoffe über das Blut geliefert, bleibt der Insulinspiegel im Kreislauf hoch und setzt Fettmasse an. Auch kann es sein, dass das Hormon mit dem Zucker nicht mehr in den Zellen aufgenommen oder das Insulin irgendwann von der Bauchspeicheldrüse nicht mehr ausgeschüttet wird. In der Folge steigt das Risiko beispielsweise an Insulinresistenz (eine Vorstufe des Diabetes), Diabetes mellitus Typ-2 oder Krebs zu erkranken.
Die 5:2 Diät gönnt der Bauchspeicheldrüse ihre verdienten Pausen. Der Körper erhält die Möglichkeit, auf seine Reserven in Form von Fettdepots zurückzugreifen. Jedoch stellt er sich nicht auf »Hungersnöte« ein, wie bei einer herkömmlichen Diät, da er am nächsten Tag wieder ausreichend Nahrung zugeführt bekommt. Im Gegenteil, Ihr Stoffwechsel wird angekurbelt, Sie nehmen ab und der gefürchtete Jo-Jo-Effekt bleibt aus.

# Die besten Tipps zum Intervallfasten

1. Sie brauchen keine speziellen Lebensmittel oder Mager- bzw. Lightprodukte verwenden. Verwenden Sie aber wenig Fett und verzichten insgesamt auf kohlenhydratreiche Nahrungsmittel wie

Zucker, Nudeln, Kartoffeln, Gebäck oder Brot. Auch auf Alkohol sollten Sie verzichten.

2. Wenn Sie umso schneller abnehmen möchten, achten Sie darauf, dass Sie stets in einem leichten Kalorien-Defizit bleiben.

3. Zählen Sie zu den normalen Esszeiten keine Kalorien und verbieten Sie sich keine Lebensmittel. Es gibt zwar kein Verbot – Sie sollten nur nicht maßlos übertreiben.

4. Verzichten Sie auf zuckerhaltige Getränke. Ausnahmen sind erlaubt. Dazu zählen neben beispielsweise Limonaden auch Frucht- und Gemüsesäfte. Trinken sie besser viel Tee oder Wasser. Für etwas Geschmack und Abwechslung können Sie das Wasser auch aufpeppen, indem Sie Obst, Gemüse und Kräuter mit Wasser übergießen und die Mischung einige Stunden im Kühlschrank ziehen lassen. Die Aromen werden abgegeben und sorgen für einen besonderen Geschmack. Kombinationen wie Wassermelone und Minze oder Ingwer und Zitrusfrüchte harmonieren sehr gut. Ob Beeren, Rosmarin oder Gurken – probieren Sie sich aus und kreieren Sie Ihre eigene bevorzugte Geschmacksrichtung.

5. Zu den Fastenzeiten sollten die Mahlzeiten nicht zu einseitig sein, wie beispielsweise NUR Obst oder Gemüse essen. Gestalten Sie sich die Tage abwechslungsreich, dann gelingt das Durchhalten umso leichter.

6. Essen Sie hauptsächlich Gemüse, Obst und Salat – umso bunter desto besser! So bekommen Sie genügend Nährstoffe und Vitamine, denn das ist wichtig.

7. Ersetzen Sie weißes Brot, das bekanntlich die „bösen" Kohlenhydrate enthält durch Vollkornbrot und normalen, weißen Reis durch Quinoa-Reis.

8. Essen Sie nie über Ihren Hunger hinaus, auch wenn nichts verboten ist beim Intervallfasten.

9. Von 4:00 Uhr bis 12 Uhr ist die optimale Zeit zum Fasten, da der menschliche Körper sich während dieser Zeitperiode in der

sogenannten Entgiftungsphase befindet. Wenn Sie sich an diese Zeiten halten, tun Sie Ihrem Körper zusätzlich etwas Gutes.
10. Bei der 5:2 Diät dürfen Sie die zwei Fastentage pro Woche flexibel planen – sogar jede Woche anders. Ob Sie sie direkt hintereinanderlegen oder versetzt innerhalb der Woche, bleibt Ihnen überlassen. Bei der 16:8 Version sollten Sie sich aber an den täglichen Fastenrhythmus halten.

# 20-Tage-BAUCHKILLER TRAININGSPLAN

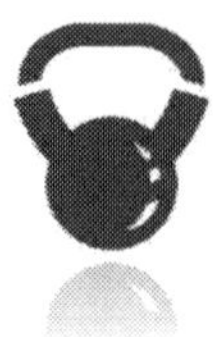

Nachdem Sie mit den wichtigsten Informationen ausgestattet sind, wollen wir uns auch direkt an die Praxis machen.
Die Umsetzung ist genauso wichtig wie das notwendige Wissen. Sie wissen nun worauf Sie beim Fettabbau zu achten haben, was die größten Mythen sind und wie Sie auf langfristige Sicht abnehmen können. Nun kommt es darauf an, das Erlernte umzusetzen. Hierfür zeige ich Ihnen gut geeignete Trainingsmethoden, die Ihnen dabei helfen werden, schneller und einfach Bauchfett abzubauen. Sie können den Plan sogar zuhause durchführen, dafür benötigen Sie ein paar günstige Hilfsmittel wie Hanteln, ein Sprungseil usw. **Warum Ganzkörpertraining?** Wir haben schon am Anfang darüber gesprochen, dass es ungesund für den Körper ist, nur eine einzige Stelle intensiv zu trainieren. Man sollte immer auf ein Gleichgewicht achten, da es sonst z. B.

zu Störungen und Schmerzen im Bewegungsapparat führen kann. Wer wirklich langfristig Fett abbauen will und das auch am Bauch sollte auf ein Ganzkörpertraining mit dem Schwerpunkt Bauch zurückgreifen. Dieses Training ist sowohl für Frauen als auch für Männer sehr gut geeignet. Darüber hinaus kann man es auch ganz einfach zu Hause durchführen und sich somit eine Menge Zeit sparen ...
Das Training ist für Anfänger wie auch Fortgeschrittene geeignet. Am Anfang sollte man mindestens 1 Tag Pause zwischen seinen Trainingstagen lassen, damit der Körper auch die Möglichkeit bekommt, sich richtig auszuruhen und zu regenerieren.

Um ein schnelles Ergebnis in den 20 Tagen zu bekommen, empfiehlt es sich, das Training so oft wie nur möglich durchzuführen. Sie spüren selbst, wann es geht und wann ihr Körper vielleicht doch einen Tag mehr Pause braucht (z. B. bei Muskelkater). Absolute Beginner sollten nicht öfter als drei Mal die Woche trainieren. Auch die Trainingsfrequenz spielt eine besonders große Rolle. Sport und intensive Bauchübungen können für Anfänger besonders anspruchsvoll sein. Deswegen ist es auch wichtig, dass die Frequenz anfangs nicht zu hoch ist. Darüber hinaus ist nach einer Trainingseinheit nicht nur der Körper, sondern auch der Geist belastet und muss sich erst einmal wieder regenerieren. Erst wenn eine körperliche Adaption stattgefunden hat, d. h. wenn sich der Körper an das Training gewöhnt hat, kann man mit einer Steigerung seines Trainings beginnen. **Diese braucht in der Regel 30 bis 60 Tage.**

***Wer wirklich langfristig Fett abbauen will und das auch am Bauch sollte auf ein Ganzkörpertraining mit dem Schwerpunkt Bauch zurückgreifen.***

Um Ihr **Bauchtraining zu ergänzen und intensivieren**, empfehle ich Ihnen die Verwendung eines **elektrischen Bauchmuskeltrainers**. Vor allem, wenn Sie einen **straffen Bauch oder Sixpack** bekommen wollen, lohnt sich dieses Gerät. Es **aktiviert gezielt die Muskeln am Bauch** und Sie trainieren praktisch nebenbei Ihre Bauchmuskeln. Eines der besten und beliebtesten Modelle ist das von ABFlex. Hiermit sagen Sie Ihrem Bauch jetzt endgültig den Kampf an und werden ihn los: **https://all-about-amz.com/Bauchmuskel-trainer**

**Aufwärmen (vor jedem Training durchführen)**

| **Übung** | **Sätze** | **Wiederholungen** | **Pause** |
|---|---|---|---|
| 5 Min. schnelles Gehen | | In einem Durchgang | |
| Leichte Kniebeugen | 3 a 60 Sek. | 15 | 20 Sek. |
| Sprungseil | 3 a 60 Sek. | 15 | 20 Sek. |

# Training für Anfänger (für Frauen wie Männer geeignet)

| **Übung** | **Sätze** | **Wiederholungen** | **Pausen** |
|---|---|---|---|
| Kniebeugen | 2 | 6-8 | 60 Sekunden |

| | | | |
|---|---|---|---|
| Liegestützen | 2 | 6-8 | 60 Sekunden |
| Kraulen (auf den Bauch legen, Brust vom Boden anheben, Po anspannen und mit den Armen Kraulbewegungen machen, ohne dabei den Boden zu berühren) | 2 | 6-8 | 60 Sekunden |
| Schulterdrücken, seitlich mit Hanteln (Arme links und rechts langsam anheben bis Schulterhöhe und dann wieder absenken) | 2 | 6-8 | 60 Sekunden |
| Bizepscurls mit Hanteln (Oberarme eng am Oberkörper und Unterarm bis ¾ anheben, langsam wieder senken) | 2 | 6-8 | 60 Sekunden |
| Trizeps-Drücken (z. B. an einem Stuhl abstützen mit den Händen, der Po bleibt in der Luft und dann langsam rauf und runterdrücken) | 2 | 6-8 | 60 Sekunden |
| Sit-ups (auf den Rücken legen, Beine angewinkelt, langsam auf- und abrollen, | 2 | 8-10 | 60 Sekunden |

| | | | |
|---|---|---|---|
| dabei den Oberkörper so hoch wie möglich bringen) | | | |
| Seitliches Körperbrett (auf die Seite legen, mit dem Unterarm abstützen und dann den Rest des Körpers hochdrücken – nur auf den beiden Fußkanten zusätzlich abstützen – beide Seiten machen) | 2 | 10-20 Sek. halten | 60 Sekunden |
| Seitliche Crunches (s. Sit-ups, Unterschied: Rechte Schulter zum linken Knie führen und andere Seite) | 2 | 8-10 | 60 Sekunden |
| Sit-ups Pushes (s. Sit-ups, Unterschied: Oben mit dem Oberkörper bleiben und ganz schnelle kleine Auf- und Ab-Bewegungen machen) | 2 | 8-10 | 60 Sekunden |

# Training für Fortgeschrittene (für Frauen wie Männer geeignet)

| **Übung** | **Sätze** | **Wiederh.** | **Pausen** |
|---|---|---|---|

| | | | |
|---|---|---|---|
| Kniebeugen | 4 | 12-14 | 30 Sekunden |
| Liegestützen | 4 | 12-14 | 30 Sekunden |
| Kraulen (auf den Bauch legen, Brust vom Boden anheben, Po anspannen und mit den Armen Kraulbewegungen machen, ohne dabei den Boden zu berühren) | 4 | 12-14 | 30 Sekunden |
| Schulterdrücken, seitlich mit Hanteln (Arme links und rechts langsam anheben bis Schulterhöhe und dann wieder absenken) | 4 | 12-14 | 30 Sekunden |
| Bizepscurls mit Hanteln (Oberarme eng am Oberkörper und Unterarm bis ¾ anheben, langsam wieder senken) | 4 | 12-14 | 30 Sekunden |
| Trizeps-Drücken (z. B. an einem Stuhl abstützen mit den Händen, der Po bleibt in der Luft und dann langsam rauf und runterdrücken) | 4 | 12-14 | 30 Sekunden |
| Sit-ups (auf den Rücken legen, Beine angewinkelt, langsam auf- und abrollen, dabei den Oberkörper so hoch wie möglich bringen) | 4 | 14-16 | 30 Sekunden |
| Seitliches Körperbrett (auf die Seite legen, mit dem Unterarm abstützen | 4 | 20-30 Sek. halten | 30 Sekunden |

| | | | |
|---|---|---|---|
| und dann den Rest des Körpers hochdrücken – nur auf den beiden Fußkanten zusätzlich abstützen – beide Seiten machen) | | | |
| Seitliche Crunches (s. Sit-ups, Unterschied: Rechte Schulter zum linken Knie führen und andere Seite) | 4 | 14-16 | 30 Sekunden |
| Sit-ups Pushes (s. Sit-ups, Unterschied: Oben mit dem Oberkörper bleiben und ganz schnelle kleine Auf- und Ab-Bewegungen machen) | 4 | 14-16 | 30 Sekunden |
| Körperbrett (auf den Bauch legen, mit beiden Unterarmen abstützen, Bauch anspannen, Körper anheben und nur mit Fußspitzen abstützen) | 4 | 14-16 | 30 Sekunden |
| Beine anheben und halten (auf den Rücken legen, Rücken und Arme fest in den Boden drücken, beide Beine anheben und halten, ungefähr auf 45 Grad) | 4 | 20-30 Sek. halten | 30 Sekunden |
| Sit-ups mit Beine in der Luft (s. Sit-ups, Unterschied: Beine statt angewinkelt, durchstrecken und in der Luft halten, auf ungefähr 45 Grad) | 4 | 14-16 | 30 Sekunden |

**Cool-Down (Abwärmen nach jedem Training)**

| Übung | Sätze | Wiederholungen | Pause |
|---|---|---|---|
| **Spazieren gehen** | **In einem Durchgang** | **Keine** | **Keine** |
| **Beine lockern mit Kick nach vorn** | **3 Sätze** | **10** | **Keine** |
| **Beinvorderseite dehnen** (hüftbreiter Stand, abwechselnd links und rechts die Ferse zum Po ziehen) | **In einem Durchgang** | | **Keine** |
| **Beinrückseite dehnen** (hüftbreiter Stand, Knie durchgestreckt, Fingerspitzen zum Boden) | **In einem Durchgang** | | **Keine** |
| **Brust dehnen** (Arme links und rechts öffnen, Brust raus drücken) | **In einem Durchgang** | | **Keine** |
| **Bauch dehnen** (beide Arme nach oben ziehen, Bauch lang machen/strecken) | **In einem Durchgang** | | **Keine** |

# Der SIXPACK TRAININGSPLAN für Fortgeschrittene

Hier finden Sie einen Trainingsplan, mit dem Sie Ihren Traum-Sixpack aufbauen können. Dieser Plan ist für Fortgeschrittene geeignet, da er sehr intensiv ist. Vor allem beim männlichen Geschlecht ist er beliebt, jedoch können ihn genauso gut Frauen anwenden. Sie benötigen für diesen Sixpack-Plan eine Sportmatte als Unterlage, ein einfaches Sprungseil und einen Ball. Desto mehr Gewicht der Ball hat, umso effektiver ist das Training. Sie können das Gewicht von Zeit zu Zeit auch steigern. Ich persönlich benutze einen schweren Medizinball. Das Warm-up ist übrigens Pflicht vor jedem Training und entscheidend für Ihren Trainingserfolg. Ebenso das Abwärmen danach, damit Sie besser regenerieren können, beziehungsweise Ihr Kreislauf herunterfahren kann. Vielen ist es nicht bewusst, dass ohne Auf- und Abwärmen nicht die gleichen Trainingserfolge entstehen und schlichtweg weniger Muskeln aufgebaut werden können. Zudem ist die Verletzungsgefahr beim Sport größer. Verzerrungen, Stürze oder Muskelkrämpfe können schneller auftreten. Dieser Sixpack-Plan funktioniert als eigenständiges Training für Ihren Bauch. Allerdings empfehle ich Ihnen, ihn in Kombination mit einem Ganzkörper-Training durchzuführen. Es steigert die Trainingsintensität, wenn Sie zuvor bereits ein Work-out für den ganzen Körper durchgeführt haben. Außerdem funktioniert es nie, nur eine Stelle am Körper, etwa den Bauch, zu trainieren. Sie müssen immer Ihren ganzen Körper in Form bringen und gleichmäßig belasten.

**Kleine Trainings-Übersicht:**

**Montag: Training**

**Dienstag: Regeneration**

**Mittwoch: Training**

**Donnerstag: Regeneration**

**Freitag: Training**

**Samstag: Extra-Training (darf aber bei Bedarf der Erholung ausgelassen werden)**

**Sonntag: Regeneration**

**Aufwärmen (Vor jedem Training durchführen)**

| Übung | Sätze | Wiederholungen | Pause |
| --- | --- | --- | --- |
| 5 Min. schnelles Gehen | | In einem Durchgang | |
| Leichte Kniebeugen | 3 a 60 Sek. | 15 | - |
| Sprungseil | 3 a 60 Sek. | 15 | - |

# SIXPACK TRAININGSPLAN

| Übung | Sätze | Wiederholungen | Pausen |
|---|---|---|---|
| Kraulen (auf den Bauch legen, Brust vom Boden anheben, Po anspannen und dann Arme anheben und mit den Armen weite Kraulbewegungen machen, ohne dabei den Boden zu berühren) 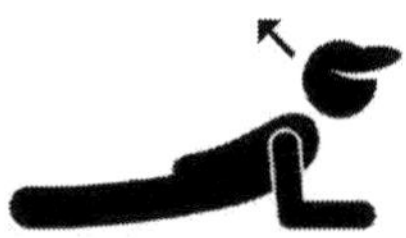 | 2 | 8-12 | 10 Sek. |
| Sit-ups (auf den Rücken legen, Beine angewinkelt, langsam auf- und abrollen, dabei den Oberkörper so hoch wie möglich bringen) 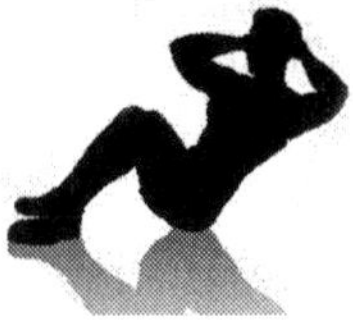 | 3 | 8-12 | 10 Sek. |

| | | | |
|---|---|---|---|
| Seitliches Körperbrett (auf die Seite legen, mit dem Unterarm abstützen und dann den Rest des Körpers hochdrücken – nur auf den beiden Fußkanten zusätzlich abstützen – beide Seiten machen) 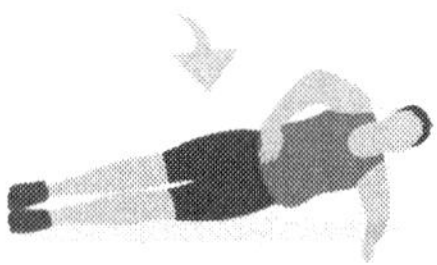 | 2 | 20-120 Sek. halten | 10 Sek. |
| Seitliche Crunches (s. Sit-ups, Unterschied: Beine anheben im rechten Winkel, rechte Schulter zum linken Knie führen und andere Seite) 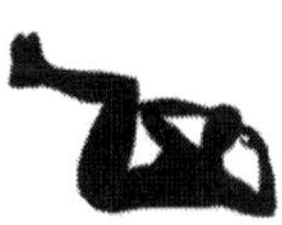 | 2 | 8-12 | 10 Sek. |
| Sit-ups Pushes (s. Sit-ups, Unterschied: Mit dem Oberkörper oben bleiben und ganz schnelle kleine Auf- und Ab-Bewegungen machen) 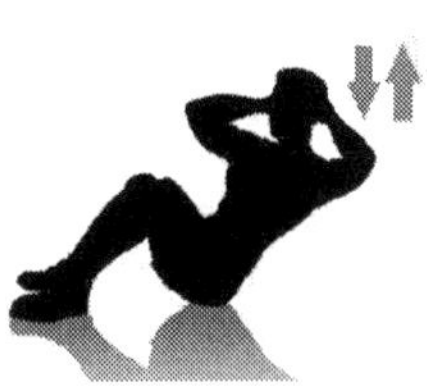 | 3 | 8-12 | 10 Sek. |

| | | | |
|---|---|---|---|
| Körperbrett (auf den Bauch legen, mit beiden Unterarmen abstützen, Bauch anspannen, Körper anheben und nur mit Fußspitzen abstützen)<br>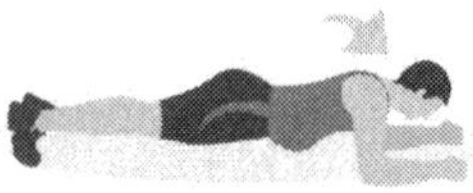 | 2 | 8-12 | 10 Sek. |
| Beine anheben und halten (auf den Rücken legen, Rücken und Arme fest in den Boden drücken, beide Beine anheben und HALTEN, ungefähr auf 45 Grad)<br>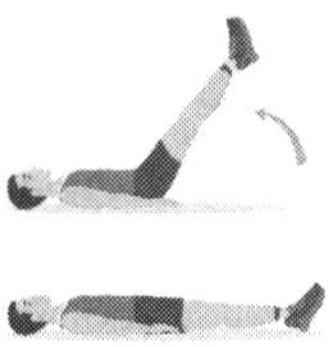 | 2 | 20-120 Sek. halten | 10 Sek. |
| Sit-ups mit Beinen in der Luft (Beine durchstrecken und in der Luft halten, auf ungefähr 45 Grad, dann Sit-ups durchführen, nur aus dem Oberkörper)<br>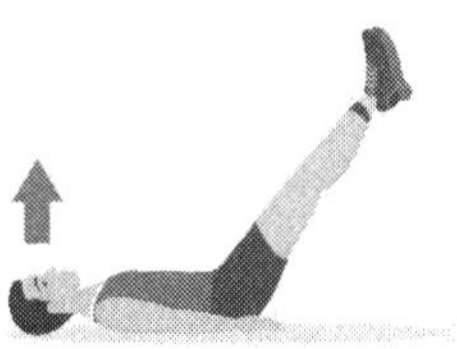 | 2 | 8-12 | 10 Sek. |

| | | | |
|---|---|---|---|
| Sit-ups mit Ball (Arme nach hinten ausstrecken und Beine lang machen, Ball in die Hände nehmen, Ball zur Mitte führen, während man beide Beine gleichzeitig anhebt – synchron zu den Armen. In der Mitte dann den Ball den Füßen übergeben, Beine und Arme gleichzeitig lang machen – kurz über dem Boden stoppen (Boden nicht berühren) und wiederholen 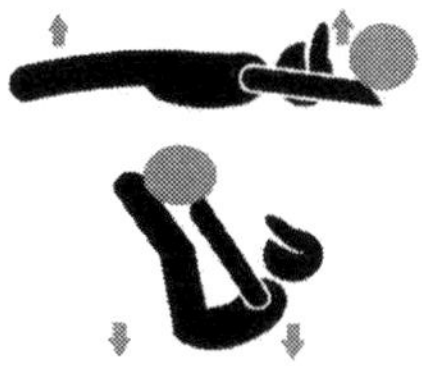 | 2 | 8-12 | 10 Sek. |
| Sit-ups in der Luft (Beine anheben im angewinkelten Zustand und oben lassen – dann Oberkörper hoch und ebenfalls halten. Knie und Oberkörper sind möglichst nah beieinander und in dieser Position, dann ganz kleine schnelle Auf- und Ab-Bewegungen machen) 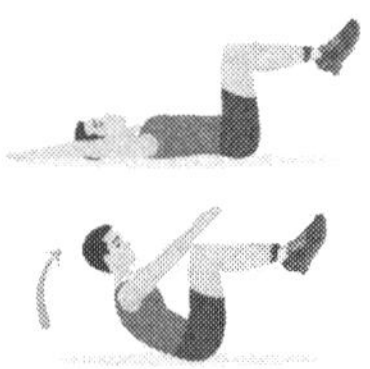 | 3 | 20-120 Sek. halten und pushen | 10 Sek. |
| Seitliches Körperbrett Pushes (s. Seitliches Körperbrett, Unterschied: Das obere Bein weg vom Boden und ausstrecken, mit Taille bzw. Rumpf kleine schnelle Auf- und Ab-Bewegungen machen) 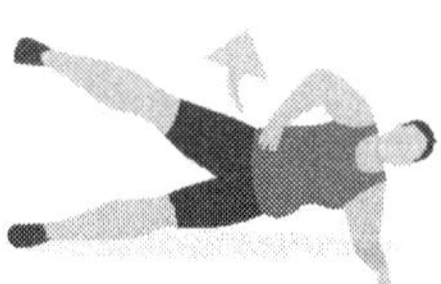 | 2 | 20-120 Sek. halten und pushen | 10 Sek. |

**Cool-Down (Abwärmen nach jedem Training)**

| Übung | Sätze | Wiederh. | Pause |
|---|---|---|---|
| **Spazieren gehen** | **1** | **-** | **Keine** |
| **Beine lockern mit Kick nach vorn** | **3** | **ca. 15 je Bein** | **20 Sek.** |
| **Beinvorderseite dehnen**<br><br>(hüftbreiter Stand, abwechselnd links und rechts die Ferse zum Po ziehen) | **1** | **-** | **Keine** |
| **Beinrückseite dehnen**<br><br>(hüftbreiter Stand, Knie durchgestreckt, Fingerspitzen zum Boden) | **1** | **-** | **Keine** |
| **Brust dehnen**<br><br>(Arme links und rechts öffnen, Brust raus drücken) | **1** | **-** | **Keine** |
| **Bauch dehnen**<br><br>(beide Arme nach oben ziehen, Bauch lang machen/strecken) | **1** | **-** | **Keine** |

# Tipps zur Bauchstraffung für Frauen

Gerade bei Frauen steht das Thema Bauch straffen ganz oben auf der Liste. Doch auf welche Art und Weise kann man seinen Bauch am schnellsten und effektivsten straffen und worauf hat man hierbei am meisten zu achten?
Es gibt natürlich unterschiedliche Ausgangssituationen und deswegen auch andere Strategien, an denen man sich bedienen kann, um erfolgreich seinen Bauch zu straffen.

## Bauch straffen nach der Schwangerschaft:

- Ausgewogene Ernährung
- Bauchmuskeltraining
- Microneedling kann darüber hinaus bei den Dehnungsstreifen helfen

## Bauch straffen nach Gewichtsverlust:

- Trainieren der Bauchmuskeln, starke Muskeln aufbauen!
- Kryotherapie und das Microneedling können, als gute Ergänzung gegen eingelagertes Fett und Dehnungsstreifen, besonders hilfreich sein
- Bei einem sehr großen Hautüberschuss hilft nur mehr eine Bauchdeckenstraffung (OP)

# Bauch straffen noch während der Abnehm-Phase:

- Ausgewogene und eiweißreiche Ernährung
- Figurtraining z. B. Bauchübungen, leichter Muskelaufbau

# Flacher Bauch auch nach dem Essen:

- Lebensmittel vermeiden, die aufblähen
- Verzicht auf Getränke, die Kohlensäure beinhalten

# Nahrungsergänzungsmittel

Eine weitere effektive Methode wie man seine Bauchmuskeln dabei unterstützen kann, schneller und besser zu wachsen, sind Nahrungsergänzungsmittel. Beispielsweise Kollagen ist ein wichtiger Stoff, der die Haut straff macht. Hier ist es natürlich von großer Wichtigkeit, das richtige Maß zu kennen. Gerade ein Proteinpulver kann besonders hilfreich sein, um Muskeln auf effektive und schnelle Art und Weise aufzubauen.
Mittlerweile gibt es so viele unterschiedliche Ausführungen von Proteinpulver und auch unterschiedliche Geschmäcker, sodass man genau das Modell wählen kann, das am besten zu einem passt. Am besten löst man es mit ein bisschen Wasser auf. Gerade wer viel an Muskeln aufbauen möchte, sollte dieses Pulver nach dem Training einnehmen, wenn er denn durch sein „normales" Ernährungsverhalten nicht genug Eiweißzufuhr bekommt.

# Body Wrapping

- Eine weitere Methode wie man seinen Bauchumfang reduzieren bzw. seinen Bauch straffen kann, nennt sich Body Wrapping. Wie der Name es schon verrät, geht es darum, die Problemzonen zu umwickeln. In der Regel verwendet man hierfür eine spezielle Folie. Das fördert das Schwitzen und somit auch den Fettstoffwechsel besser und schneller zu arbeiten. Natürlich sollte das nicht die einzige Methode sein, die man anwendet, um sein Bauchfett loszuwerden. Gerade in Kombination mit Training kann das Body Wrapping jedoch sehr effektiv sein, um seinen Stoffwechsel richtig auf Vordermann zu bringen.
- Mittlerweile gibt es auch spezielle Bauchgürtel, die genau nach diesem Prinzip ausgerichtet sind und die man während des Trainings verwenden kann. Es ist wichtig, dass man beim Training diesen Gürtel trägt, um das Schwitzen am Bauch zu verstärken.
- Das Gleiche gilt für andere zusätzliche Methoden wie zum Beispiel das Auftragen von bestimmten Ölen. Sie können den Prozess unterstützen, aber sollten nicht das Einzige sein, woraus das Training besteht.

# Formel zum 20-Tage-BAUCHKILLER DIÄTPLAN

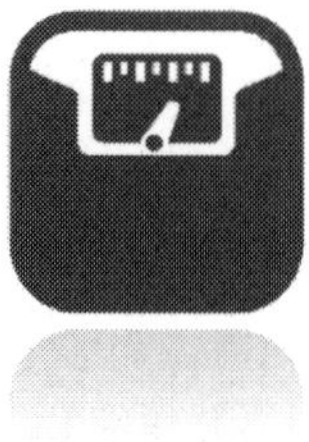

Der Diätplan wird Ihnen dabei helfen, innerhalb von 20 Tagen Ihr Bauchfett endlich zu verlieren. Hierbei ist es natürlich wichtig, dass man auch einen eigenen Willen mitbringt, um so eine Diät erfolgreich abzuschließen.

Dieser Diätplan wird das notwendige Werkzeug sein, um Ihr Ziel zu erreichen. Den Weg zu Ihrem Ziel müssen Sie aber schlussendlich selbst gehen.

**Kalorienzahl pro Tag:** Wie viel Kalorien man am Tag zu sich nehmen sollte, ist von Mensch zu Mensch unterschiedlich. Darüber hinaus spielen auch noch andere Faktoren eine besonders große Rolle wie zum Beispiel der Energieverbrauch. Deswegen ist es wichtig, die eigene Energiebilanz auszurechnen. Damit Sie einen besseren Überblick darüber haben, wie das funktioniert, folgt eine Beispielrechnung. Hierfür wird Ihnen die Harris-Benedict-Formel vorgestellt, um die Energiebilanz einmal für die Frauen und dann auch für Männer auszurechnen.

**Für Männer:** Grundumsatz [kcal/24 h] = 66,47 + (13,7 * Körpergewicht [kg]) + (5 * Körpergröße [cm]) - (6,8 * Alter [Jahre])

**Für Frauen:** Grundumsatz [kcal/24 h] = 655,1 + (9,6 * Körpergewicht [kg]) + (1,8 * Körpergröße [cm]) - (4,7 * Alter [Jahre])

Mithilfe dieser Formel können Sie ganz einfach und schnell den Grundumsatz berechnen. Dieser Grundumsatz muss dann mit einem PAL-Wert multipliziert werden, um den gesamten Energiebedarf auszurechnen. Wie dieser PAL-Wert bei jedem Menschen aussehen kann, wollen wir grafisch ein bisschen genauer darstellen.

| **Faktor** | **Aktivität** | **Beispiel** |
|---|---|---|
| 0.95 | Schlafen | |
| 1.2 | sitzend oder liegend | Z.B. gebrechliche Menschen |
| 1.4-1.5 | kaum körperliche Aktivität: sitzend | viel Büroarbeit |
| 1.6-1.7 | meistens sitzend, gehend und stehend | Student oder Schüler |
| 1.8-1.9 | stehend und gehend | Verkäufer, Kellner, Handwerker |
| 2.0-2.4 | körperlich aktiv: körperlich anstrengende Arbeit | Z.B Landwirte |

**Gut zu wissen:** Der Faktor muss im Nachhinein mit der Anzahl der Stunden multipliziert werden. Die Summe dessen wird dann mit 24 dividiert. So kann man seinen tagtäglichen Bedarf ausrechnen.

# BAUCHKILLER DIÄTPLAN Tag 1-4

Auch in den ersten Tagen seiner Diät kann man schon eine Menge erreichen, wenn man weiß, worauf es ankommt. Die richtige Kalorienzufuhr spielt eine große Rolle. Wer von Anfang an nahezu 2000 kcal von seinem tagtäglichen Bedarf streicht, wird nicht besonders erfolgreich sein. Es macht viel mehr Sinn, 500 bis 1.000 kcal herunterzuschrauben, um einen Jo-Joe-Effekt zu vermeiden. In den ersten vier Tagen nehmen Sie 1300 kcal pro Tag zu sich. Es ist wichtig, dass sich Ihr Körper nämlich schrittweise an die Umstellung gewöhnt. Somit wird man langfristig viel mehr Erfolg haben. Nicht selten ist ein zu großer Bauchumfang auch auf einen schlechten Verdauungstrakt zurückzuführen. Dieser lässt sich in der Regel mit der richtigen Ernährung in den Griff bekommen.
Sie sollten verarbeitete Lebensmittel wie zum Beispiel Fast Food und Süßigkeiten aus Ihrem Ernährungsplan komplett streichen. Das schaffen Sie am besten, indem Sie diese Lebensmittel aus Ihrem Zuhause entfernen. Es heißt nicht umsonst „Aus den Augen aus dem Sinn". Auch Nahrungsmittel, die schlechte Kohlenhydrate in sich tragen wie zum Beispiel Weißbrot oder Nudeln, sollten in dieser Zeit auf jeden Fall gemieden werden. Sie können auf langfristige Sicht sogar zu einer Verstopfung führen.
Darüber hinaus sollten Sie – wenn Sie empfindlich sind - Speisen, die aufblähen, wie z. B. Bohnen, Zwiebeln, Rosen- und Blumenkohl vermeiden. Diese Lebensmittel bewirken in der Regel, dass sich viel Gas im Magen-Darm-Trakt bildet.
Auch der Sport sollte in den ersten Tagen nicht zu kurz kommen. In der ersten Woche sollten Sie mindestens 2 bis 3 Trainings einbauen. Somit können Sie sicherstellen, dass Sie am Ende auch das erreichen, was Sie sich vorgenommen haben.

Nach 18 Uhr heißt es dann: Abendbrot ade! Wer abends noch eine große Mahlzeit zu sich nimmt, verursacht, dass der Verdauungstrakt in der Nacht nicht richtig arbeiten kann. Die Verdauung spielt aber eine große Rolle, da eine mögliche Ursache neben Fett auch Darminhalt sein kann, für einen großen Bauch. Wer erfolgreich abnehmen will und sein Bauchfett abbauen will, sollte deshalb seine letzte große Mahlzeit vor 18 Uhr zu sich nehmen.

**1-2 reine Obst- und Gemüsetage zum Start:** Um Ihre Verdauung anzukurbeln und das Abnehmen einzuleiten, empfehle ich Ihnen, ein bis zwei Obst- und Gemüsetage einzuführen. Sie starten also die Diät, indem Sie die ersten ein bis zwei Tage NUR Obst und Gemüse essen bzw. nur stilles Wasser oder Tee trinken.

Verzichten Sie komplett auf Brot, Zucker, Fette usw. Das Gemüse garen Sie am besten oder essen es roh. Sicher werden Sie sofort etwas des Bauchumfangs verlieren. Das spornt zusätzlich an und Sie können noch freudvoller losstarten.

Auf Alkohol sollte während der 20-Tage-Diät verzichtet werden. Ein Bier hat nämlich viel mehr Kalorien, als man vermuten würde und trägt auch nicht dazu bei, dass Sie langfristig abnehmen. Außerdem hemmt Alkohol die Fettverbrennung.

***Die richtige Kalorienzufuhr spielt eine große Rolle.***

# BAUCHKILLER-DIÄTPLAN Tag 5-10

In den nächsten 6 Tagen nehmen Sie 1.100 kcal pro Tag zu sich. Mittlerweile hat sich Ihr Stoffwechsel an die neue Ernährungsform gewöhnt. Von Tag 5 bis Tag 7 können Sie nun einen Soup-Cup-Tag einlegen.

Suppen eignen sich nämlich besonders gut dafür, um den Bauch richtig zu entschlacken und wieder richtig in Form zu bringen. Suppen haben in der Regel eine niedrige Kaloriendichte und aufgrund ihres hohen Wassergehalts auch nicht so viele Kalorien pro Gramm. Gerade für Menschen, die Bauchfett verlieren wollen, sind sie besonders gut geeignet. Hierbei sollten Sie jedoch darauf achten, dass eine Suppenmahlzeit nicht mehr als 150 kcal enthält. Zum Zubereiten sollten Sie am besten Gemüse, Proteine aus Hülsenfrüchten, magerem Fleisch oder Fisch verwenden.
Sahne und Cremes sind in dieser Zeit ein absolutes Tabu und können sogar im schlimmsten Fall zur Aufblähung vom eigenen Bauch führen. Ab Tag 8 dürfen Sie sich nun wieder von Kohlenhydraten und Fetten ernähren. Hierzu zählen vor allem Vollkornprodukte, Avocados, Früchte, fettarmer Fisch und fettarmes Fleisch.

# BAUCHKILLER-DIÄTPLAN Tag 11- 15

In den nächsten 5 Tagen nehmen Sie 1.000 kcal pro Tag sich. Falls Sie die letzten Tage erfolgreich umgesetzt haben, werden Sie auch schon ein paar Erfolge festgestellt haben. Ihr Bauchumfang wird sich verkleinert haben und Sie haben schon die ersten Kilos verloren. Nun geht es darum, weiter durch zu halten.
Gerade in den frühen Morgenstunden kann man seinen Stoffwechsel besonders gut antreiben. Darüber hinaus ist das der Zeitpunkt, wo man seinen Körper mit ausreichend Flüssigkeit versorgen sollte. Das liegt daran, weil der Körper zuvor in der Nacht sehr viel Flüssigkeit verloren hat. Deswegen fühlen wir uns in diesen frühen Morgenstunden auch so schlapp. Das bedeutet aber nicht, dass wir nichts dagegen unternehmen können.

Direkt nach dem Aufstehen sollten Sie ein Glas stilles Wasser zu sich nehmen. Danach können Sie auch schon direkt mit dem Ganzkörpertraining anfangen. Die Ernährung wird wie gewohnt weiter verfolgt. Sie sollten am Ende nur darauf achten, dass Sie wirklich nicht mehr als 1.000 kcal am Tag zu sich genommen haben.

# BAUCHKILLER-DIÄTPLAN Tag 16-20

In den nächsten 5 Tagen nehmen Sie ebenfalls 1.000 kcal pro Tag zu sich. Gerade in den letzten Tagen ist es von besonderer Wichtigkeit, dass man das richtige Denken mitbringt. Viele Menschen neigen nämlich dazu, hier direkt das Handtuch zu schmeißen. Dabei sind es gerade die letzten Tage, die den großen Unterschied machen. Von Tag 16 bis Tag 18 machen Sie wieder einen Soup-Cup-Tag. Somit können Sie Ihren Körper noch mal richtig entschlacken. Die letzten Tage machen Sie dann wie gewohnt weiter.

# Fatburner Lebensmittel

## Matcha-Tee

Matcha-Tee ist einer der besten Teesorten, um beim Entschlacken zu helfen und den Bauch wieder in Form zu bringen. 2 bis 3 Tassen am Tag reichen vollkommen aus.

# Fenchel

Wussten Sie schon, dass Fenchel einer der besten Lebensmittel ist, um schnell und effektiv abzunehmen? In der chinesischen Medizin wird das Kraut immer noch als Heilmittel verwendet. Auch einen Tee kann man mit Fenchel ganz einfach zubereiten.

# Grapefruit

Lust auf etwas Süßes? Dann ist eine Grapefruit genau richtig für Sie! Eine Grapefruit schmeckt nicht nur fantastisch, sondern ist auch sehr gut dafür geeignet, um schneller abzunehmen. Auf 100 Gramm besitzt die Frucht gerade einmal 45 Kalorien und ist somit auch sehr gut als Snack geeignet.

# Grüner-Tee

Auch grüner Tee ist besonders gut dafür geeignet, um seinen Körper richtig zu entschlacken. Darüber hinaus eignet er sich auch sehr gut als Getränk, wenn man gerade keine Lust auf Wasser hat. Auch grünen Tee sollten Sie immer ohne Zucker zu sich nehmen. Sie können den grünen Tee auch einfach kalt stellen, ein bisschen Zitrone hinzufügen und Honig dazu geben und daraus einen ganz leckeren Eistee machen.

# Selbstwirksamkeit für Ihren (Abnehm-) Erfolg

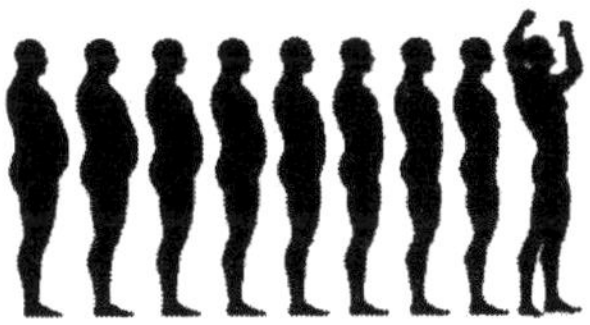

Wie schnell sich Bauchfett bei einer Person abbauen lässt, ist von Fall zu Fall unterschiedlich. Selbstverständlich ist es logisch, dass man länger brauchen wird, wenn man mehr Bauchfett hat. Darüber hinaus spielt auch das richtige Mindset eine besonders große Rolle. Bauchfett lässt sich nicht von heute auf morgen abbauen. Es ist ein Prozess, der nicht nur Zeit, sondern auch die richtige Motivation benötigt. Nur mithilfe der richtigen Motivation kann man sich auch jeden Tag dazu motivieren, um etwas für seine Figur zu tun.

Hierbei ist es von großer Wichtigkeit, sich Ziele zu setzen, deren Erreichung realistisch ist. Sich vorzunehmen, von einem auf den anderen Tag 10 kg abzunehmen, ist nicht machbar und führt dazu, dass die eigene Motivation in den Keller fällt.

Der wichtigste Faktor, um ein großes Ziel zu verwirklichen, ist **Selbstwirksamkeit.**

Selbstwirksamkeit bedeutet nicht, anderen Menschen etwas zu beweisen, sondern sich selbst. In der Praxis sieht das so aus, dass man ein Ziel, welches man festgelegt hat, auch erreichen kann. Wenn es sich hierbei um ein großes Ziel wie in diesem Fall Fettabbau am Bauch handelt, dann ist es verständlich, dass man dieses Ziel nicht von einem Tag auf den anderen verwirklichen kann. Deswegen ist es wichtig, dieses große Ziel zu cutten, also in viele kleine Unterziele zu unterteilen. Auch die Frage, was man

Tag für Tag dafür tun kann, um seinem Ziel näher zu kommen, ist bedeutend, wenn es um Entscheidungen bezüglich der eigenen Ernährung geht.
Darüber hinaus wissen Sie dann, was sie jeden Tag dafür können, um schlussendlich an ihr Ziel zu kommen, und das wird Ihnen auch dabei weiterhelfen dran zu bleiben.
Nur wenn Sie sich realistische Ziele setzen, können Sie diese auch erreichen und werden somit mehr Motivation und Durchhaltevermögen haben, um langfristig durchzuhalten. Somit wird es Ihnen auch nicht schwerfallen, sich jeden Tag aufs Neue zu motivieren.

***Der wichtigste Faktor, um ein großes Ziel zu verwirklichen, ist Selbstwirksamkeit.***

# Wie Sie Ihre Ziele erreichen (+ hilfreiche NLP Techniken)

Schreiben Sie all Ihre Vorsätze, Visionen, Wünsche und Träume auf eine Liste. Sie dürfen alles notieren, was Ihnen einfällt, bitte ohne dabei Ihre Träume zu bewerten oder auf Umsetzbarkeit zu prüfen.

**Was sind Ihre derzeitigen Vorsätze oder Wünsche?**

________________________________________

________________________________________

________________________________________

**Fallen Ihnen spontan (vergessene) Träume ein?**

________________________________________________

________________________________________________

________________________________________________

Wählen Sie danach alle Ihre Träume aus, die tatsächlich realisierbar sind und streichen Sie die anderen Punkte. Überlegen Sie nun, was davon Ihnen wirklich wichtig ist. Dann schätzen Sie den Aufwand ein, den Sie betreiben müssten, um diese Träume zu realisieren und streichen Sie die, deren Aufwand Ihnen zu hoch erscheint.
Wir verwandeln nun die übrigen gebliebenen Träume beziehungsweise Visionen in Ziele ...

# Ziele definieren

Ziel-Definition: Verwandeln Sie Ihren Traum in ein echtes, klares Ziel.
Nun verwandeln Sie Ihren Traum in ein klar definiertes Ziel. Schreiben Sie dazu genau auf, wie der gewünschte Zustand aussieht.
Beispiel: Wenn es Ihr Traum ist, fit zu sein, erläutern Sie genau, was Sie unter Fitness verstehen, in welchen Bereichen Sie fit werden möchten usw.
Vielleicht haben Sie bereits eine klare Vorstellung z. B. darüber, dass Sie es schaffen möchten, 10 km in einer Dreiviertel-Stunde zu laufen. Je genauer Sie definieren, desto besser!

**Ziel-Definition**

________________________________________________

________________________________________________

________________________________________________

# Ziele planen

Hierfür beantworten Sie sich folgende Fragen:

- Wie genau können Sie Ihre Ziele erreichen?
- Welche Methoden können Sie anwenden, um Ihre Ziele zu erreichen?
- Zu welchem Zeitpunkt bzw. wie oft müssen Sie sich dieser Methoden bedienen, um Ihr Ziel zu erreichen?
- In welche kleinen Zwischenziele lässt sich Ihr Hauptziel unterteilen?

Schreiben Sie möglichst viele kleine Ziele auf und definieren Sie genau, wie der erwünschte Zustand des Zwischenziels auszusehen hat. Außerdem bestimmen Sie bitte das Datum, zu welchem das Zwischenziel erreicht sein sollte. Dabei gilt es gut mit der Zeit zu planen, sodass es machbar für Sie ist und bleibt, alle kleinen und letztlich Ihr großes Ziel zu erreichen. Auch für Ihr End-Ziel legen Sie natürlich eine Deadline fest.

**Zwischenziel 1 + Datum**

______________________________________________

**Zwischenziel 2 + Datum**

______________________________________________

**Zwischenziel 3 + Datum**

______________________________________________

**Zwischenziel 4 + Datum**

______________________________________________

**Zwischenziel 5 + Datum**

______________________________________________

**Zwischenziel 6 + Datum**

______________________________________________

**Zwischenziel 7 + Datum**

______________________________________________

(...)

**Endziel + Deadline**

______________________________________________

# Ziele umsetzen und kontrollieren

Damit Sie Ihre Ziele umsetzen können, müssen Sie wissen WIE. Welche Methoden eignen sich dafür, was bringt Sie näher an Ihr Ziel? Einfach gesagt: was müssen Sie tun, um Ihr Ziel zu erreichen?

**Wege und Methoden zur Zielerreichung**

______________________________________________

______________________________________________

Um kontrollieren zu können, ob Sie Ihr Ziel überhaupt erreicht haben, sind bestimmte Messwerte nötig.
Beim Abnehmen sind es z. B. Kilogramm, bei der Fitness könnte es ein Leistungs-/Fitness-Test sein oder das Laufen mit einer bestimmten Geschwindigkeit in einer vorgegebenen Zeit.
Suchen Sie sich geeignete Messwerte heraus, mit denen Sie später Ihre Zielerreichung kontrollieren können.
**Geeignete Messwerte**

______________________________________________

# Tipps für Ihre Zielerreichung

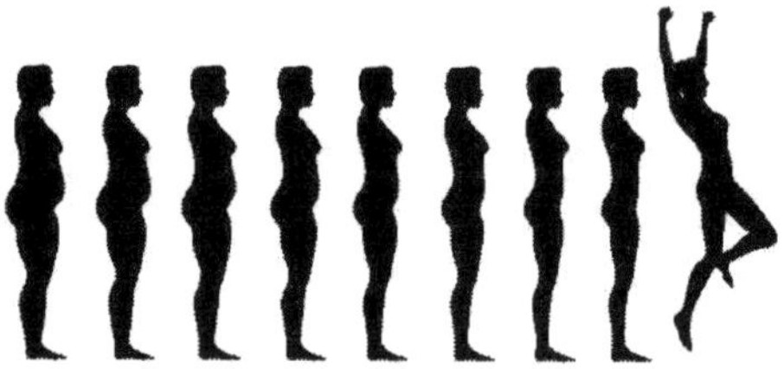

Formulieren Sie Ihr Ziel positiv

Sagen Sie sich statt, „Ich möchte keine Süßigkeiten mehr essen" lieber, „Ich esse nur noch Gesundes".

Ihr Ziel sollte genau definiert sein

Etwas abzuspecken ist KEIN Ziel – hingegen innerhalb eines Monats 5 kg abzunehmen ist ein definiertes Ziel.

Erleben Sie Ihr Ziel mit allen 5 Sinnen

Stellen Sie sich vor, wie es sich anfühlen wird, wenn Sie Ihr Ziel erreicht haben. Wie es genau aussehen wird, wenn Sie es erreicht haben. Schmecken, hören, riechen Sie Ihr Ziel in Ihrer Vorstellung.

Ziele müssen realistisch sein

Fragen Sie sich, ob Sie imstande sind, das Ziel zu erreichen (aus eigener Kraft). Haben Sie alle Mittel dazu oder benötigen Sie Hilfe? Wenn ja, werden Sie diese Hilfe bekommen? So vermeiden Sie zu scheitern, wählen Sie nur Ziele, die erreichbar sind.

Ihr Ziel sollte Ihnen nicht im Wege stehen

Wählen Sie nur Ziele, die Ihnen nicht anderswo im Wege stehen oder sich irgendwie negativ auswirken. Werden vielleicht Personen betroffen von Ihrem Ziel, die Ihnen wichtig sind? Steht Ihr Ziel anderen, Ihnen wichtigen Projekten im Weg?

Motivation

Die Gliederung in Teilziele dient hauptsächlich Ihrer Motivation, nicht nur der Zielplanung. Denn das Endziel ist oft weit entfernt, vor allem wenn man gerade erst beginnt. Damit man nicht aufgibt, sind kleine Erfolge zwischendurch wichtig. Teilen Sie Ihr Ziel deshalb in Teile auf.

Visualisieren Sie Ihr Ziel

Beschäftigen Sie sich jeden Tag mit Ihrem Ziel. Visualisieren Sie Ihr Ziel jeden Abend vor dem Zubettgehen. Stellen Sie sich genau vor, wie schön es wäre, wenn Sie Ihr Ziel schon erreicht hätten! Malen Sie sich diese Situation bildlich aus und genießen Sie es. Indem Sie Ihre Ziele visualisieren – diese also verbildlichen und „leben" vor Ihrem inneren Auge - suggerieren Sie Ihrem Unterbewusstsein, Sie hätten sie schon erreicht. Das wird abgespeichert und dadurch stimmen Sie sich nicht nur positiv, sondern kommen tatsächlich schneller an Ihr Ziel.

Fertigen Sie ein Bild an, auf dem Sie Ihr Ziel darstellen. Das könnte ein altes Foto von Ihnen sein, auf dem Sie Ihre Wunschfigur hatten, aber auch ein Wagen, von dem Sie schon sehr lange träumen ... Diese Bilder kopieren Sie und hängen Sie überall auf, wo Sie sie sehen bzw. stecken sich eines in den Geldbeutel. So verlieren Sie Ihr Ziel NIE aus den Augen!

Sprechen Sie über Ihr Ziel!

Indem Sie es bekannt machen, sind Sie gezwungen, es auch zu erreichen, denn sonst wäre es ja peinlich, da bereits jeder von Ihrem Vorhaben weiß ... Das kann einen positiven Druck auf Sie ausüben. Außerdem werden Sie mit großer Wahrscheinlichkeit öfter von Freunden, Bekannten und Kollegen auf Ihr Zielvorhaben angesprochen, was Sie zusätzlich motivieren wird.

| ***Beschäftigen Sie sich jeden Tag mit Ihrem Ziel.*** |
|---|

# Wie Sie den Bauch-weg-Erfolg richtig messen

**Maßband:** Nachdem Sie nun alle Schritte richtig verfolgt haben, wollen Sie natürlich herausfinden, ob Sie Ihre Ziele auch verwirklichen konnten oder nicht. Deswegen wollen wir auch am Ende eine Erfolgskontrolle durchführen. Die beste Art und Weise, wie man seinen Erfolg messen kann, ist mithilfe von einem **Maßband**.

Legen Sie sich vor der Diät das Maßband um und danach. So können Sie am schnellsten und mit viel mehr Erfolg Ihre Fortschritte erkennen und aufzeichnen. Achten Sie hierbei bitte unbedingt, dass Sie an genau der gleichen Stelle messen (z. B. auf Bauchnabelhöhe) und das Band gleich stark anziehen beim Messen.

**Lieblingshose**: Eine weitere effektive Strategie ist die zu enge **Lieblingshose** oder ein zu knappes **Hemd** bei Männern. Vielleicht haben Sie bei sich zu Hause eine Hose im Kleiderschrank liegen, die Sie schon immer anziehen wollten, aber die Sie in letzter Zeit nicht mehr zugekriegt haben. Probieren Sie sie einmal am ersten und einmal am letzten Tag des 20-Tage Plans an.

**Ernährungsexperte:** Ein weiterer Weg ist es, zum **Ernährungsexperten** zu gehen. Mittlerweile gibt es überall in Deutschland professionelle Ernährungsberater, die Ihnen für wenige Euros Ihren Fettanteil ausrechnen können. Wenn Sie es so genau wie möglich haben wollen, dann gehen Sie vor der Diät einmal zum Berater und danach. So können Sie Ihre Erfolge direkt auf Papier einsehen.

**Gewichtskontrolle**: Selbstverständlich ist auch die **Gewichtskontrolle** eine Methode, um seine Erfolge festzuhalten. Hierbei sollte man sich jedoch bewusst werden, dass eine

Veränderung nicht von jetzt auf gleich passiert. Der Körper braucht Zeit für so eine Veränderung und diese sollte man ihm auch geben.

**Körperfettwaage**: Empfehlenswert ist zudem die **Körperfettwaage**. Sie zeigt Ihnen an, wie viel Fett Sie in Prozentangaben verloren haben. Bedenken Sie bitte, dass solche Waagen nicht immer ganz genau sind. Besser noch funktionieren die, die Ihren Fettanteil über die Fußsohlen UND Handflächen messen.

# Langfristig erfolgreich!

Wer auf langfristige Sicht eine schöne Figur haben will, muss auch etwas auf tagtäglicher Basis tun. Das gilt vor allem dann, wenn man sein Bauchfett loswerden möchte. Nur so kann man auch wirklich erfolgreich werden. Man darf nicht erwarten, für immer einen flachen Bauch zu haben, nur weil man eine Diät durchgezogen hat. Wer wirklich einen flachen Bauch haben will, muss auch jeden Tag etwas dafür tun. Dazu gehört die Bewegung wie auch eine ausgewogene Ernährung.

## Tipps, um langfristig schlank am Bauch zu bleiben

Wer Schwierigkeiten damit haben sollte, sich langfristig gesund zu ernähren, sollte sich einen Plan erstellen. An den kann man sich viel einfacher richten, um schlussendlich auch seine Ziele zu verwirklichen. Mithilfe von regelmäßigen Mahlzeiten bauen Sie darüber hinaus auch noch einen Rhythmus ein, der Ihnen dabei helfen wird, mehr Gleichgewicht aufzubauen.

Das Frühstück ist nicht umsonst als die „wichtigste Mahlzeit des Tages“ bekannt. Es spendet dem Körper die Kraft, die er benötigt, um den Tag zu starten. Darüber hinaus kann der Körper morgens Kohlenhydrate am besten und schnellsten verarbeiten. Deswegen ist es auch der beste Zeitraum, um seinen Körper mit den richtigen Kohlenhydraten in Form von Vollkornbrot und dem richtigen Müsli zu versorgen. Wenn Sie nicht frühstücken, laufen Sie Gefahr, dass der Heißhunger auf Kohlenhydrate abends kommt und da ist es nur schwer, stark zu bleiben.

Abends werden Sie keine Kohlenhydrate mehr verbrennen, da Sie nicht mehr aktiv sind und sich bald schlafen legen. Außerdem wirkt ein üppiges Frühstück anregend auf den Stoffwechsel.

Wie wichtig die Nahrung ist, wird einem erst beim Training bewusst. Wer langfristig Erfolg beim Bauchtraining haben will, muss auch darauf achten, seinen Körper mit der richtigen Energie zu versorgen. Daher sollte das Essen vor und nach dem Training mit Bedacht gewählt werden, um zu verhindern, dass eine Mangelversorgung entsteht. In der Regel ist es zu empfehlen, in diesem Zeitrahmen nur eine Kleinigkeit zu sich zu nehmen wie zum Beispiel ein paar Nüsse oder eine Banane. Mit einer großen Mahlzeit im Bauch sollte man nicht unbedingt trainieren gehen, da dies unter Umständen sogar zu Krämpfen führen kann.

# Tipps, um den Jo-Jo-Effekt zu vermeiden

Wenn es um das Thema „Diäten” geht, ist der „Jo-Jo-Effekt” nicht weit. Viele Menschen haben mit dem Jo-Jo-Effekt zu kämpfen und wissen nicht ganz genau, was sie dagegen tun können. Die wichtigste Regel ist es, sich ein langfristiges Ziel zu setzen. Gerade wenn es um das Thema Ernährung geht, ist das von großem Vorteil und wird einem auch beim Abnehmen besonders behilflich sein. Eine zu starke Kalorienreduzierung ist langfristig nicht nur schädlich für die eigene Figur, sondern auch für die eigene Gesundheit.

Auch ausreichend Bewegung ist notwendig, um so einem Jo-Jo-Effekt vorzubeugen. Wie schon am Anfang erwähnt, ist es auch hier wichtig nicht zu übertreiben. 2 bis 3 Einheiten Ganzkörpertraining in der Woche reichen vollkommen aus. Allein durch mehr Sport ist es wahrscheinlicher, dass der Jo-Jo-Effekt nicht eintreten wird.

Darüber hinaus kann man mit der richtigen Sportart seinen Körper viel besser auf Vordermann bringen und dadurch auch schneller und einfacher Kalorien verbrennen.

Schlussendlich ist es wichtig, auf die richtige Balance zu achten. Wer sich schon am Anfang zu viel vornimmt und sich selbst übernimmt, wird am Ende auch nicht das erreichen, was er sich vorgenommen hat. Machen Sie sich deshalb Gedanken darüber, was wirklich im Bereich des Möglichen liegt und welche Ziele für Sie realistisch sind. Und noch etwas: Tun Sie jeden Tag etwas, sei es nur eine Kleinigkeit, um Ihr Ziel zu erreichen! Wenn Sie tagtäglich etwas im Sinne Ihrer Traumfigur unternehmen, werden Sie dieses Ziel tatsächlich auch viel schneller verwirklichen.

***Auch ausreichend Bewegung ist notwendig, um so einem Jo-Jo-Effekt vorzubeugen.***

# Definition & Muskelaufbau nach der Abnehm-Phase

Wie bereits im Kapitel *„Fett verbrennen mit aerobem Training"* erklärt, eignet sich das aerobe Training am besten zum Abnehmen, das aerobe Training hingegen eher für den Muskelaufbau. Das eine schließt das andere nicht aus und selbst in Ihrer Muskelaufbauphase sollten Sie Ausdauertraining betreiben. Die Kombination aus Ausdauer- und Krafttraining hält besonders fit! Doch sollten Sie den Fokus setzen, auf das anaerobe Training, um Muskeln aufzubauen. Dafür eignet sich Krafttraining im Fitnessstudio mit Geräten sehr gut, aber auch ein Training ohne Geräte, wobei Sie mit dem eigenen Körpergewicht arbeiten. Wenn Sie Hanteln zuhause haben, können Sie auch dort hervorragend trainieren. Wärmen Sie sich unbedingt auf, vor jedem Training, mindestens zehn Minuten. Frauen brauchen übrigens keine Angst haben, dass sie zu viele Muskeln bekommen vom Krafttraining. Es gibt ein paar Ausnahmen an Damen, die sehr schnell viel Muskelmasse aufbauen, aber im Großen und Ganzen besteht diese Gefahr nicht, da die Genetik bei Frauen anders ausgelegt ist. Männer haben ja meist zum Ziel, möglichst viel Muskelmasse aufzubauen. Ich kann den Männern nur raten, auf natürlichem Wege Muskeln aufzubauen, zwar dauert dies etwas länger, aber es sieht einfach besser aus. Auch das männliche Geschlecht trifft irgendwann auf seine Grenzen, d. h. zu einem gewissen Punkt wird der Körper keine weiteren Muskeln mehr aufbauen (ist genetisch festgelegt). Greifen Sie dennoch nicht zu „Hilfsmitteln", wie es in der Fitnessbranche oft getan wird. Mit Anabolika usw. schaden Sie Ihrer Gesundheit enorm und erste Nebenwirkungen treten schon recht früh auf. Es besteht zudem das Risiko von einer Abhängigkeit, tatsächlich

vergleichbar mit schweren Drogen. Die Natur weiß oft am besten, was gut aussieht und zu Ihnen passt. Besonders schön sind proportionale Muskeln, nicht üppige. Wie hoch Ihr Eiweißbedarf ist usw., erfahren Sie im Folgenden.
Übrigens kann ich Ihnen persönlich den Gang zum Fitnessstudio empfehlen, denn dort haben Sie nicht nur alle Geräte, die Sie benötigen, sondern werden auch „überwacht". Mit falschen Ausführungen beim Training können Sie sich nämlich schaden. Ideal ergänzen können Sie das regelmäßige Training im Fitnessstudio mit Ausdauertraining in der Natur.

***Ideal ergänzen können Sie das regelmäßige Training im Fitnessstudio mit Ausdauertraining in der Natur.***

# Welche Rolle spielt der Stoffwechsel?

Der Stoffwechsel ist ein lebenswichtiger Vorgang im menschlichen Körper. Die aufgenommene Nahrung muss an die jeweiligen Stellen unseres Organismus transportiert werden. Dabei ist die Rede von sogenannten Zwischenprodukten, auch Metaboliten genannt, und Endprodukten. Die Hauptaufgabe des Stoffwechsels ist es, Körpersubstanzen auf- sowie abzubauen beziehungsweise aufrecht zu erhalten oder auszutauschen. Dies nennt man Baustoffwechsel. Beim Sport ist es beispielsweise wichtig, Energie zu gewinnen. Dieser Prozess unterliegt dem Energiestoffwechsel. Außerdem ist eine wichtige Funktion des Stoffwechsels, Stoffe umzuwandeln, die schädlich für uns sind, sodass wir sie ausscheiden können. Prinzipiell unterscheidet man beim Stoffwechsel anabole und katabole Reaktionen. Katabole Reaktionen: Hier werden Produkte des Stoffwechsels abgebaut. Anabole Reaktionen: Stoffe werden aufgebaut. Aus diesen beiden Vorgängen des Auf- und Abbaus ergeben sich sogenannte Zwischenprodukte, die umgewandelt werden.

Bei der Aufnahme von Nahrung unterscheidet man drei Nährstoffarten: Kohlenhydrate, Proteine und Fette. Unsere Körpermasse besteht übrigens zu ungefähr 20 % aus Proteinen. Unser Körper produziert sie durch Aminosäuren. Davon gibt es sehr viele verschiedene, die eigene Eigenschaften aufweisen. Das aufgenommene Eiweiß wird in den Darm geleitet, wo es in Aminosäuren zerlegt und dann zum Blut transportiert wird. Auf diese Art bilden sich Zellen neu oder reparieren sich. Auch Muskeln werden so aufgebaut.

Kohlenhydrate sind sehr schnelle Energielieferanten und werden bereits im Mund umgewandelt, in einfache Zuckerarten wie die Glucose. Dabei helfen Enzyme. Die Kohlenhydrate werden vom Dünndarm aufgenommen und von dort in das Blut befördert. Das Blut bringt die Kohlenhydrate zu den Zellen. Jene, die nicht vom Körper gebraucht werden, um Energie zu gewinnen, werden gespeichert. Sie werden Metaboliten genannt und finden einen Zwischenspeicher in der Leber und der Muskulatur. Ist dort kein Platz mehr, wird diese unverbrauchte Energie in Körperfett umgewandelt. Genau so wird an Gewicht zugelegt, also entsteht das Übergewicht. Wenn Störungen vorhanden sind in diesem Kohlenhydrate-Stoffwechsel, ist die Rede einer Stoffwechselstörung. Diabetes mellitus ist zum Beispiel eine, die häufig auftritt.

# Bestimmen Sie Ihren Stoffwechseltyp!

Der aus Amerika stammende Mediziner W. H. Sheldon unterteilte bereits im Jahre 1942 den Körper des Menschen in drei Stoffwechseltypen. Diese lauten: mesomorph, ektomorph, endomorph. Zu jedem Typ lassen sich bestimmte Merkmale des Körpers zuschreiben. Finden Sie nun heraus, welcher Typ Sie sind,

damit Sie Ihre Ernährung und Ihr Training dementsprechend anpassen können, für optimale Ergebnisse.
Es sei gleich anfangs erwähnt, dass Menschen selten nur einem einzigen Stoffwechseltyp angehören. Meistens sind es Mischformen, die auf Personen zutreffen. Auch diese Mischformen lassen sich wieder unterteilen in weitere, hierbei geht es aber darum, dass Sie sich lediglich orientieren. Anhand der aufgezählten Merkmale eines jeden Typs können Sie sich selbst kategorisieren und sich einen oder auch mehrere Typen zuschreiben. Nehmen Sie die Tipps an, die wir zu jedem der Stoffwechseltypen geben, damit Sie die bestmöglichen Resultate beim Sport oder bei einer Diät erzielen.
Ein Beispiel einer Mischform ist die Mischung des endomorphen mit dem mesomorphen Stoffwechseltyp. Sie können davon ausgehen, dass Sie dieser Mischtyp sind, wenn Sie zwar sportlich sind und muskulös aussehen, jedoch leicht und schnell Fett einlagern.

## Mesomorpher Typ

- Brustkorb ist kräftig
- Haar ist dick
- Körperform wie ein „V“
- Wangenknochen sind markant
- Der Unterkiefer ist eher massiv
- Die Gesichtsform ist lang und breit
- Fett wird hauptsächlich am Bauch und an den Hüften eingelagert
- Athletisch, ausgeprägte Muskulatur

Wenn Sie sich diesem Typ zuschreiben können, sind Trainingseinheiten von langer Dauer ideal für Sie. Machen Sie nur kurze Pausen bei Ihrem Training und sorgen Sie für viel Abwechslung und neue Herausforderungen. Bei der Ernährung sollten Sie darauf achten, genug Eiweiß zu sich zu nehmen, denn Sie tendieren zu einem erhöhten Bedarf. Ansonsten ernähren Sie sich ausgewogen.

## Ektomorpher Typ

- Oberkörper ist kurz
- Arme und Beine sind eher lang
- Die Hände und Füße fallen schmal aus im Vergleich zum Rest
- Fett wird eher weniger eingelagert
- Die Schultern sind schmal und der Brustkorb ist klein
- Haar ist dünn
- Muskeln sind lang geformt und eher dünn

Wenn Sie sich als diesen Typ erkennen, sollten Sie Krafttraining bevorzugen um Muskeln (dauerhaft) aufzubauen beziehungsweise zu erhalten. Gönnen Sie sich längere Pausen während Ihres Trainings. Es kann sein, dass Sie sich anfangs schwertun beim Muskelaufbautraining. Wenn Sie sich daran halten, achten Sie bei Ihrer Ernährung darauf, dass Sie genügend Energie zu sich nehmen sowie Eiweiß. Denn das benötigen Sie verstärkt, wenn Sie Muskelaufbau betreiben (ansonsten nicht).

## Endomorpher Typ

- Arme und Beine fallen kurz aus im Vergleich zum Rest
- Gesicht ist rund
- Die Hüften sind eher breit
- Fett wird vermehrt eingelagert
- Haar ist dünn
- Muskeln sind weich

Gehören Sie diesem Typ an, sollten Sie Ihr Training so gestalten, dass es in erster Linie dem Fettabbau dient. Ausdauertraining

eignet sich dafür gut. Halten Sie während Ihres Trainings die Intensität. Für diesen Typ eignet sich die Low Carb Ernährung besonders.
Hieraus wird deutlich, dass der ektomorphe Stoffwechseltyp den aktivsten Stoffwechsel hat, wohingegen den langsamsten der sogenannte endomorphe hat.

***Es sei gleich anfangs erwähnt, dass Menschen selten nur einem einzigen Stoffwechseltyp angehören. Meistens sind es Mischformen, die auf Personen zutreffen.***

# Täglicher Bedarf an Eiweiß und Fett je nach Stoffwechseltyp

**Täglicher Eiweißbedarf der verschiedenen Stoffwechseltypen in der Muskelaufbau-Phase:**

**Ektomorph:** 2 – 2,4 g pro kg an Körpergewicht
**Mesomorph:** 2,2 – 2,6 g pro kg an Körpergewicht
**Endomorph:** 2,2 – 2,8 g pro kg an Körpergewicht

**Täglicher Fettbedarf der verschiedenen Stoffwechseltypen in der Muskelaufbau-Phase:**

**Ektomorph:**
Bis 75 kg: 45 – 50 g
75 - 100 kg: 50 – 55 g
Über 100 kg: 55 – 60 g

**Mesomorph:**
Bis 75 kg: 40 – 45 g
Bis 100 kg: 45 – 50 g
Über 100 kg: 50 – 55 g
**Endomorph:**
Bis 75 kg: 50 – 55 g
Bis 100 kg: 55 – 60 g
Über 100 kg: 60 – 65 g

Übrigens empfiehlt sich für **eine fettarme Ernährung die Anschaffung einer Heißluftfritteuse**. Mit dieser lassen sich in Kürze und kinderleicht **fettarme Gerichte aller Art** zubereiten. Dazu empfehle ich Ihnen das Buch von Alexander Kraft, das nicht nur eine ausführliche Anleitung zum Aifryer beinhaltet sondern auch **121 leckere Heissluftfritteuse Rezepte** von Frühstück über Mittag, Abend bis hin zu Desserts: https://amzn.to/2N5Ad7L

# BONUS: 40 Low Carb Rezepte mit Fotos

**Hier finden Sie die gratis PDF zum Download**

**mit allen 40 Rezepten inklusive Fotos!**

**https://all-about-amz.com/40 Low-Carb Rezepte**

# Frühstück

## Joghurt-Quarkspeise schwarz-weiß

| | |
|---|---|
| **Zubereitungsdauer** | 15 Minuten |
| **Portionen** | 2 |
| **Kalorien pro Portion** | 309,1kcal |
| **Fett** | 13g |
| **Kohlenhydrate** | 10,8g |
| **Eiweiß** | 35g |

**Zutaten:**

- 200g Magerquark und 100g Joghurt
- 2 EL Eiweißpulver Vanille
- 2 EL Eiweißpulver Schoko
- 1 EL Kakaopulver
- 2 EL Kokosraspeln
- 2 TL Xucker, light und 1 EL Kokosflocken

**Zubereitung:**

Quark, Joghurt, Xucker und Kokosraspeln vermischen und in 2 kleine Schüsseln verteilen. In der einen Schüssel das Eiweißpulver Vanille unterrühren und in der anderen Schüssel das Eiweißpulver Schoko und das Kakaopulver einrühren. Nun zuerst den Vanille Quark in das Dessertglas füllen, anschließend den Schokoquark und zum Schluss die Kokosflocken.

## Beeren-Frühstück

| | |
|---|---|
| **Zubereitungsdauer** | 5 Minuten |
| **Portionen** | 1 |
| **Kalorien pro Portion** | 353 kcal |
| **Fett** | 17,6g |
| **Kohlenhydrate** | 6,2g |
| **Eiweiß** | 36,1g |

**Zutaten:**

- 300g Sojajoghurt mit 20g Eiweißpulver
- 50g Beeren,
- Je 1 EL Chiasamen, Leinsamen, Mandeln oder Walnüsse

**Zubereitung:**

Für ein schnelles und einfaches Frühstück einfach etwas Sojajoghurt mit Eiweißpulver vermischen. Ein paar Beeren, Chiasamen, Leinsamen, Mandeln und/oder Walnüsse darauf geben und genießen.

# Kräuter Omelett mit Spinatfüllung

| | |
|---|---|
| **Zubereitungsdauer** | 25 Minuten |
| **Portionen** | 2 |
| **Kalorien pro Portion** | 657,14kcal |
| **Fett** | 42g |
| **Kohlenhydrate** | 16g |
| **Eiweiß** | 49g |

**Zutaten Füllung**

- 1 Zwiebel
- 5 Scheiben Bacon, in Streifen geschnitten
- ¼ rote Paprika und 3 Champions
- 300g Blattspinat
- 5 Cocktail-Tomaten geviertelt
- 1 EL Tomatenmark
- 50ml Sahne
- 2 EL Schmand und 1 EL Butter

**Zutaten Omelett**

- 4 große Eier
- 75ml Sahne
- 1 EL getrocknete Kräuter
- 1 TL Butter und Salz und Pfeffer

**Zubereitung:**

Gemüse klein schneiden und mit Bacon in Butter anbraten, Spinat, Tomatenmark, Sahne und Schmand zugeben und für 10 Min. köcheln, mit Salz und Pfeffer würzen, Tomaten unterheben. Eier, Sahne, Salz und Kräuter und Pfeffer aufschlagen, in Butter anbraten und von der einen Seite mit dem Deckel stocken lassen. Das Omelett mit der fertigen Spinatmasse füllen.

## Blaubeerpfannkuchen

| | |
|---|---|
| **Zubereitungsdauer** | 20 Minuten |
| **Portionen** | 1 |
| **Kalorien pro Portion** | 187,4 kcal |
| **Fett** | 7,0g |
| **Kohlenhydrate** | 10,1g |
| **Eiweiß** | 19,7g |

**Zutaten:**

- 60g Magerquark
- 50ml Wasser
- 2 Eiweiß
- 1 Eigelb
- 1 TL Xucker Light
- 20g Eiweißpulver Vanille-Sahne
- 50g Blaubeeren
- 1 Prise Salz

**Zubereitung:**

Lebensmittel zu einem glatten Teig verarbeiten, auf einem Blech verstreichen. Im Ofen backen lassen, sobald er goldbraun ist herausnehmen.

## Schoki-Porridge mit Kokos und Früchten

| | |
|---|---|
| **Zubereitungsdauer** | 15 Minuten |
| **Portionen** | 1 |
| **Kalorien pro Portion** | 227,6 kcal |
| **Fett** | 16,1g |
| **Kohlenhydrate** | 8,3g |
| **Eiweiß** | 10,8g |

**Zutaten:**

- 100ml Wasser
- 100ml Milch
- 1 EL Chiasamen
- 4 EL Leinsamen, geschrotet
- 3 EL Haselnuss, gemahlen
- 1 EL Backkakao

**Zubereitung:**

Wasser und Milch vermischen und zum Kochen bringen. Die restlichen Zutaten hinzugeben und bei kleinerer Flamme ziehen lassen. Kokosflocken und Früchte über das Porridge geben sobald es abgekühlt ist.

# Hackfleisch

Zoodeln mit einer Hackfleischkäsesoße

| | |
|---|---|
| **Zubereitungsdauer** | 20 Minuten |
| **Portionen** | 1 |
| **Kalorien pro Portion** | 1103,7 kcal |
| **Fett** | 79g |
| **Kohlenhydrate** | 15g |
| **Eiweiß** | 75g |

**Zutaten:**

- 250g Hackfleisch
- 2 Frühlingszwiebeln
- 50ml Hühnerbrühe
- 100g Frischkäse
- Salz, Pfeffer, Paprika edelsüß

**Zubereitung:**

Hack anbraten, Frühlingszwiebeln zugeben und mit Brühe ablöschen, Frischkäse hinzugeben und nach Belieben würzen.

# Hackfleisch-Röllchen

| | |
|---|---|
| **Zubereitungsdauer** | 60 Minuten |
| **Portionen** | 4 |
| **Kalorien pro Portion** | 1060,2 kcal |
| **Fett** | 73g |
| **Kohlenhydrate** | 10g |
| **Eiweiß** | 83g |

**Zutaten:**

- 200g Emmentaler, in Stifte geschnitten
- 1 Packung Bauchspeck
- 1kg Hack
- 1 Zwiebel & Knoblauchzehe
- 15g geriebene Mandeln & Kürbiskerne
- 15g Flohsamenschalen
- 3 Eier
- Salz, Pfeffer, Rosenpaprika, Chili, Piment, Muskat, Senf
- 20g Leinsamenmehl
- 100g Rosmarinschinken

**Zubereitung:**

Hackfleisch vermischen und würzen. Den Käse in den Schinken bzw. Speck wickeln. Das Hack um die Käse-Wurst-Rolle herumwickeln und auf ein Backblech legen. Die Hackfleisch-Röllchen bei 170°C Umluft für 45 Min. backen.

Kohlhackfrischkäsepfanne mit Walnüssen

| | |
|---|---|
| **Zubereitungsdauer** | 30 Minuten |
| **Portionen** | 2 |
| **Kalorien pro Portion** | 1098,5 kcal |
| **Fett** | 78g |
| **Kohlenhydrate** | 17g |
| **Eiweiß** | 74g |

**Zutaten:**

- 1 Spitzkohl, geschnitten
- 500g Hackfleisch
- 150g Frischkäse pur
- 1–2 gr. kleingeschnittene Zwiebeln
- etwas Gemüsebrühepulver
- 2 Hände Walnüsse, grob gehackt

**Zubereitung:**

Den Kohl in einem großem Topf mit etwas Öl anbraten, dann bei geringer Hitze für 10 Min. schmoren. Zwiebeln in einer Pfanne anbraten und zum Kohl geben. Hack separat anbraten und nach Wunsch würzen. Danach alles vermischen und gut rumrühren. Frischkäse, Brühpulver und Nüsse hinzugeben. Fertig.

## Zwiebel-Gemüse-Hackauflauf

| | |
|---|---|
| **Zubereitungsdauer** | 60 Minuten |
| **Portionen** | 2 |
| **Kalorien pro Portion** | 1124,7 kcal |
| **Fett** | 72g |
| **Kohlenhydrate** | 21g |
| **Eiweiß** | 90g |

**Zutaten:**

- 500g Hackfleisch
- 500g Brokkoli
- 3 große Tomaten
- 1 Knoblauchzehe
- 1 Zwiebel
- 100 ml Cremefine
- 2 Eier
- 1 Packung Feta
- Salz und Pfeffer

**Zubereitung:**

Das Hackfleisch anbraten. Zwiebeln anschwitzen, Brokkoli aufkochen. Hack mit Knoblauch und Gewürzen würzen, Tomaten unterheben mit dem Brokkoli in eine Auflaufform geben. Den Feta darüber verteilen. Die gedünsteten Zwiebeln darauf geben und den Feta verteilen. Eier mit Creme Fina verquirlen und über den Auflauf gießen. Für 20 Min. bei 200°C in den Backofen.

# Hühnchen

Gemüsepfanne mit Hühnchen

| | |
|---|---|
| **Zubereitungsdauer** | 25 Minuten |
| **Portionen** | 2 |
| **Kalorien pro Portion** | 528,95 kcal |
| **Fett** | 7,5g |
| **Kohlenhydrate** | 20g |
| **Eiweiß** | 20g |

**Zutaten:**

- 250g Champions
- 2 Zucchini, 1 Paprika und 2 Tomaten
- 600g Hähnchenbrust
- Salz, Pfeffer, Knoblauch, Kräuter

**Zubereitung:**

Champions, Paprika, Zucchini und Tomaten waschen und klein schneiden. Hähnchenbrust anbraten und geschnittenes Gemüse hinzugeben. Mit Salz, Pfeffer, Knoblauch und verschiedenen Kräutern je nach Belieben würzen und etwas köcheln lassen.

# Hähnchen-Gemüsepfanne

| | |
|---|---|
| **Zubereitungsdauer** | 25 Minuten |
| **Portionen** | 1 |
| **Kalorien pro Portion** | 333,1 kcal |
| **Fett** | 6,5g |
| **Kohlenhydrate** | 19,5g |
| **Eiweiß** | 47,5g |

**Zutaten:**

- 180g Hähnchenbrustfilet
- 50g Möhren
- 75g Zucchini
- 20g Frühlingszwiebeln
- 50ml Milch 1.5%
- 30g Schmelzkäse

**Zubereitung:**

Das Hähnchenbrustfilet und das Gemüse zerkleinern, anbraten, nach Wunsch würzen und schärfen. Käse und Milch einrühren, bis eine feine Sauce entsteht.

## Hähnchenfächer

| | |
|---|---|
| **Zubereitungsdauer** | 45 Minuten |
| **Portionen** | 3 |
| **Kalorien pro Portion** | 534 kcal |
| **Fett** | 27g |
| **Kohlenhydrate** | 7g |
| **Eiweiß** | 62g |

**Zutaten:**

- 3 Hähnchenbrüste
- 3 Tomaten
- 3 Kugeln Mozzarella
- 2 EL Pesto (Geschmack nach Wahl)

**Zubereitung:**

Die Hähnchenbrust mehrmals einschneiden und in jede Tasche etwas Pesto, 1 Scheibe Mozzarella und 1 Scheibe Tomate geben. Alles noch mit etwas Pesto bestreichen und ab in Backofen. Bei ungefähr 185°C U

## Hähnchenschenkel mit Ofengemüse

| | |
|---|---|
| **Zubereitungsdauer** | 60 Minuten |
| **Portionen** | 1 |
| **Kalorien pro Portion** | 600,7 kcal |
| **Fett** | 28g |
| **Kohlenhydrate** | 27g |
| **Eiweiß** | 56g |

**Zutaten:**

- 1 Hähnchenschenkel
- Salz, Pfeffer, Rosmarin, Kräuter der Provence
- 1 EL Olivenöl
- je 1 Karotten, Kohlrabi, Aubergine, Zucchini & 1 Hand voll Brokkoli

**Zubereitung:**

Die Schenkel nach Geschmack würzen, auf den Rost legen. Tipp: Fettpfanne darunter stellen, um das tropfende Fett aufzufangen. Klein geschnittenes Gemüse würzen, gut vermischen, auf ein Backblech geben und alles bei 200°C für 45-50 Min. backen.

# Fisch

## Konjakreis mit Garnelen

| | |
|---|---|
| **Zubereitungsdauer** | 15 Minuten |
| **Portionen** | 1 |
| **Kalorien pro Portion** | 318 kcal |
| **Fett** | 11,6g |
| **Kohlenhydrate** | 9,4g |
| **Eiweiß** | 41,8g |

**Zutaten:**

- 200g Gepulte & saubere Garnelen
- 100g KonjakReis
- 10g Butter
- 2 Knoblauchzehen
- Pfeffer, Salz

**Zubereitung:**

Bei geringer Hitze Garnelen in Butter und Knoblauch beidseitig anbraten und würzen. Anschließend den gekochten Reis hinzugeben und evtl. abschmecken.

## Kaisergemüse mit Garnelen

| | |
|---|---|
| **Zubereitungsdauer** | 15 Minuten |
| **Portionen** | 1 |
| **Kalorien pro Portion** | 385,5 kcal |
| **Fett** | 12,2g |
| **Kohlenhydrate** | 11,8g |
| **Eiweiß** | 54,5g |

**Zutaten:**

- 150g Kaisergemüse TK
- 250g Garnelen gesäubert

**Zubereitung:**

Gemüse mit Wasser aufkochen, mit den Garnelen anbraten.

## Karfiol-Brokkoli-Stampf mit Forelle

| | |
|---|---|
| **Zubereitungsdauer** | 40 Minuten |
| **Portionen** | 1 |
| **Kalorien pro Portion** | 332,3 kcal |
| **Fett** | 12,9g |
| **Kohlenhydrate** | 6,2g |
| **Eiweiß** | 45,7g |

**Zutaten:**

- 150g Brokkoli und 100g Karfiol
- 200g Gereinigte Forelle
- 5g Butter, 1 Knoblauchzehe, 2 Zitronenscheiben
- 1 Rosmarinzweig, Salz

**Zubereitung:**

Brokkoli und Karfiol im Salzwasser weichkochen, abgießen, stampfen und würzen. Forelle würzen, mit etwas Butter, Zitronenscheiben, Knoblauch, Rosmarin füllen, auf Zitronenscheiben für 25 Min. bei 180 Grad garen. Den fertigen Fisch filetieren und auf dem Teller mit dem Gemüse anrichten.

## Gemüse-Garnelen-Pfanne

| | |
|---|---|
| **Zubereitungsdauer** | 20 Minuten |
| **Portionen** | 1 |
| **Kalorien pro Portion** | 460,3 kcal |
| **Fett** | 18,7g |
| **Kohlenhydrate** | 23,1g |
| **Eiweiß** | 46,7g |

**Zutaten:**

- 200g Garnelen, 1 EL Tomatenmark
- 1 EL Olivenöl
- 1 Paprika, 1 Zucchini, 2 Frühlingszwiebeln und 2 Tomaten
- Salz, Pfeffer, Vegeta, Knoblauch und italienische Kräuter

**Zubereitung:**

Die Garnelen kurz in Olivenöl anbraten, herausnehmen und auf die Seite legen. Gemüse nach Wahl waschen und kleinschneiden. Man kann zum Beispiel Paprika, Zucchini, Frühlingszwiebeln und Tomaten nehmen, al dente braten und würzen. Etwas Tomatenmark rundet das Ganze ab und zum Schluss kommen die Garnelen wieder dazu. Alles gut umrühren.

# Vegetarisch-Vegan

Kürbiscremesuppe

| | |
|---|---|
| **Zubereitungsdauer** | 25 Minuten |
| **Portionen** | 2 |
| **Kalorien pro Portion** | 331,55 kcal |
| **Fett** | 20g |
| **Kohlenhydrate** | 26g |
| **Eiweiß** | 9,5g |

**Zutaten:**

- 1 Kürbis, 2 Zwiebeln, 1 Knoblauchzehe in Würfel schneiden
- 3 cm Ingwer gewürfelt
- 1 Suppenwürfel
- Salz und Pfeffer
- 1 Schuss Sahne

**Zubereitung:**
Gemüse und Ingwer in der Pfanne anbraten, Wasser aufgießen, einen Suppenwürfel darin auflösen, würzen und köcheln lassen, bis alles weich ist. Nun alles pürieren und einen kleinen Schuss Sahne dazugeben.

Kohlrabi-Pommes

| | |
|---|---|
| **Zubereitungsdauer** | 30 Minuten |
| **Portionen** | 1 |
| **Kalorien pro Portion** | 76,5 kcal |
| **Fett** | 3,2g |
| **Kohlenhydrate** | 7,4g |
| **Eiweiß** | 4g |

**Zutaten:**

- 1 großer Kohlrabi, in Stifte geschnitten
- 1 TL Öl
- Gewürzmischung, (Pommesgewürz)
- Paprikapulver
- Currypulver

**Zubereitung:**

Kohlrabi mit Gewürzen und Öl vermengen, auf ein Backblech legen und im warmen Ofen für 25 Min. bei 200 Grad backen.

## Letscho

| | |
|---|---|
| **Zubereitungsdauer** | 20 Minuten |
| **Portionen** | 2 |
| **Kalorien pro Portion** | 159 kcal |
| **Fett** | 1,3g |
| **Kohlenhydrate** | 30g |
| **Eiweiß** | 6g |

**Zutaten:**

- 1 Zucchini, klein geschnitten
- 2 Paprika in Streifen
- 1 Zwiebel, 1 Knoblauchzehe gewürfelt
- 2 Tomaten klein geschnitten
- 1 EL Tomatenmark, Salz, Pfeffer
- Italienische Kräuter

**Zubereitung:**

Zuerst die Zwiebel anschwitzen, Paprika und Zucchini zugeben. Etwas Tomatenmark dazu, mit Salz, Pfeffer und italienischen Kräutern würzen. Die Tomaten kommen ganz zum Schluss rein. Das Ganze nur etwas köcheln lassen und kurz ziehen lassen.

## Flammkuchen mal anders

| | |
|---|---|
| **Zubereitungsdauer** | 40 Minuten |
| **Portionen** | 1 |
| **Kalorien pro Portion** | 330,29 kcal |
| **Fett** | 19,6g |
| **Kohlenhydrate** | 4,7g |
| **Eiweiß** | 31,4g |

**Zutaten:**

- 1 EL Flohsamenschalen oder 1 TL Flohsamenmehl
- 100g Quark
- 1 Ei
- Salz und Pfeffer evtl. Kräuter, 10 Min. quellen lassen
- 50g Frischkäse
- 1 Tomate
- 100g Rucola

**Zubereitung:**

Quark, 1 EL Flohsamenschalen bzw. 1 TL Flohsamenmehl mit dem Ei vermengen. Mit Salz, Pfeffer, Kräutern würzen, für 10 Min. ruhen lassen. Den Teig auf dem Blech ausbreiten, bei 180°C für 15-20 Min. backen. Anschließend mit Frischkäse, Tomaten und Rucola belegen und weitere 5-10 Min. in den Backofen geben.

# Salate

## Avocado-Shrimp-Salat

| | |
|---|---|
| **Zubereitungsdauer** | 60 Minuten |
| **Portionen** | 2 |
| **Kalorien pro Portion** | 412,3 kcal |
| **Fett** | 27,5g |
| **Kohlenhydrate** | 8,7g |
| **Eiweiß** | 29,4g |

**Zutaten:**

- 250g gewürzte Garnelen
- 150g Gurke & Tomate gewürfelt
- 1 Avocado & 1 kleine Zwiebel gewürfelt
- 10g Petersilie klein geschnitten
- Saft von 2 Limetten

**Zubereitung:**

Garnelen in wenig Öl gar braten, zerkleinern, in eine Schüssel füllen. Saft, Gurke, Tomaten, Avocado, Zwiebeln und Petersilie zu den Garnelen geben und gut verrühren, mit Salz und Pfeffer würzen.

## Rote-Bete-Spaghetti-Salat

| | |
|---|---|
| **Zubereitungsdauer** | 10Minuten |
| **Portionen** | 1 |
| **Kalorien pro Portion** | 793,4 kcal |
| **Fett** | 61,3g |
| **Kohlenhydrate** | 23,2g |
| **Eiweiß** | 31,3g |

**Zutaten:**

- 200g Rote-Bete-Spaghetti
- 100g gemischten Salat
- 100 Ziegenweichkäse
- 50g Haselnüsse und gemischte Kerne
- 1 EL Olivenöl und ein paar Tropfen Weißweinessig

**Zubereitung:**

Gemischten Salat anrichten. Darauf die Rote-Bete-Spaghetti verteilen. Mit dem Käse, Nüssen und gemischten Kernen veredeln. Als Dressing etwas Olivenöl und ein paar Tropfen Weißweinessig auf dem Salat verteilen. Rote Bete Spaghetti: Die Rote Bete entweder schon fertig kaufen oder mit einem Spiralschneider in Form bringen.

## Nudelsalat Low Carb

| | |
|---|---|
| **Zubereitungsdauer** | 25 Minuten |
| **Portionen** | 4 |
| **Kalorien pro Portion** | 546 kcal |
| **Fett** | 44g |
| **Kohlenhydrate** | 7,4 g |
| **Eiweiß** | 25,9g |

**Zutaten:**

- 4 Eier
- 2 Mozzarella
- 15g Flohsamenschalen
- ¼ TL Salz
- 150g gekochte Erbsen
- 400g Geflügel-Fleischwurst, in Streifen
- 1 rote gewürfelte Paprika
- 1 Becher Crème fraîche

**Zubereitung:**

Die ersten 4 Zutaten mit dem Pürierstab mixen, auf ein mit Backpapier ausgelegtem Backblech dünn verteilen, für 15 Min. bei 150 Grad Umluft backen, Teig in Streifen schneiden. Alles in eine Schüssel füllen und die Mozzarellanudeln dazugeben. Crème fraîche zugeben und behutsam umrühren.

## Blumenkohl-Kichererbsen Salat

| | |
|---|---|
| **Zubereitungsdauer** | 15 Minuten |
| **Portionen** | 1 |
| **Kalorien pro Portion** | 214,1 kcal |
| **Fett** | 3,6g |
| **Kohlenhydrate** | 28,7g |
| **Eiweiß** | 15,3g |

**Zutaten:**

- 300g Blumenkohl
- 100g Kichererbsen
- Curry und sonstige Gewürze

**Zubereitung:**

Blumenkohl aufkochen, in kleine Röschen teilen, Kichererbsen einweichen und quellen lassen. Alles vermischen und mit etwas Curry und Gewürzen je nach Belieben würzen.

## Caprese mit Oliven und Basilikum

| | |
|---|---|
| **Zubereitungsdauer** | 10 Minuten |
| **Portionen** | 1 |
| **Kalorien pro Portion** | 567,5 kcal |
| **Fett** | 44,6g |
| **Kohlenhydrate** | 12g |
| **Eiweiß** | 25,2g |

**Zutaten:**

- 1 große Tomate & 1 Mozzarella in Scheiben geschnitten
- 4 abgetropfte Oliven
- Basilikum
- 15ml Olivenöl & Balsamico
- Salz & Pfeffer

**Zubereitung:**

Tomate und Mozzarella auf dem Teller anrichten und mit Oliven garnieren. Basilikum auf dem Teller verteilen und würzen. Mit Öl und Balsamico das Gericht abrunden und genießen. Tipp: Schmeckt lecker zu gegrilltem oder gebratenem Hühnchen.

## Wurstsalat

| | |
|---|---|
| **Zubereitungsdauer** | 15 Minuten |
| **Portionen** | 2 |
| **Kalorien pro Portion** | 436,1 kcal |
| **Fett** | 70,9g |
| **Kohlenhydrate** | 9,4g |
| **Eiweiß** | 42,4g |

**Zutaten:**

- je 100g Lyoner, Emmentaler und Gewürzgurken
- 1 Zwiebel
- Je 2 EL Essig, Öl, Gurkenwasser
- Salz, Pfeffer, Paprika edelsüß

**Zubereitung:**

Lyoner, Emmentaler und die Gewürzgurken in dünne Streifen schneiden. Die Zwiebeln werden in dünne Ringe geschnitten. Essig, Öl und etwas Gurkenwasser werden mit Salz und Pfeffer abgeschmeckt. Der Salat sollte mindestens 1 Std. ziehen.

# Abendessen

Abendbrot Labskaus LC

| | |
|---|---|
| **Zubereitungsdauer** | 25 Minuten |
| **Portionen** | 2 |
| **Kalorien pro Portion** | 509 kcal |
| **Fett** | 24,8g |
| **Kohlenhydrate** | 19,4g |
| **Eiweiß** | 49,6g |

**Zutaten:**

- 1/2 großen Blumenkohl
- 1-2 Süßkartoffeln
- 1x rote Beete (die vorgekochte) püriert
- 1x Dose Corned Beef
- Pfeffer, Salz
- 2 Eier, 4 Rollmops und Gurken

**Zubereitung:**

Blumenkohl und Süßkartoffel für 10 Min. kochen und dann klein stampfen. Corned Beef und rote Beete anbraten. Nun alle Zutaten vermischen und abschmecken.

## Gebackener Hirtenkäse

| | |
|---|---|
| **Zubereitungsdauer** | 30 Minuten |
| **Portionen** | 1 |
| **Kalorien pro Portion** | 600,8 kcal |
| **Fett** | 43g |
| **Kohlenhydrate** | 6g |
| **Eiweiß** | 43g |

**Zutaten:**

- 1 Packung Hirtenkäse oder Schafskäse
- 2 Knoblauchzehen
- 2 EL Olivenöl
- ½ TL Kräuter der Provence
- 1 Prise Cayennepfeffer
- 1 Prise Paprikapulver, rosenscharf
- 5 Cocktailtomaten
- 5 Champignons
- 5 Oliven
- 1 Zwiebel
- Pfeffer aus der Mühle

**Zubereitung:**

Den Käse in eine Form legen und mit gewünschten Gewürzen nach Belieben würzen. Den Knoblauch schälen, zerkleinern und diesen dann gleichmäßig auf dem leckeren Hirtenkäse verteilen. Anschließend das Olivenöl über den Käse geben. Die Tomaten klein schneiden. Pilze, Oliven, Zwiebeln und Tomaten in die Form zum Hirtenkäse hinzugeben. Pfeffer drüberstreuen und den Käse im vorgeheizten Backofen für 15-20 Minuten backen lassen (180°C – Mittlere Schiene).

## Gemüsesuppe mit Wurst

| | |
|---|---|
| **Zubereitungsdauer** | 40 Minuten |
| **Portionen** | 2 |
| **Kalorien pro Portion** | 339 kcal |
| **Fett** | 14g |
| **Kohlenhydrate** | 31g |
| **Eiweiß** | 19g |

**Zutaten:**

- 1/2 Hokkaido
- 1/2 Blumenkohl
- 1/2 Steckrübe
- 5 Möhren
- 1 Lauch
- 1/2 Sellerie
- 100g Frischkäse
- 1 Liter Hühnerbrühe
- 200ml Milch 3,5%
- Salz, Pfeffer, Kurkuma, Petersilie

**Zubereitung:**

Das Gemüse klein schneiden. In 1L Gemüsebrühe für 15 Min. weichkochen lassen. Nun vorsichtig mit dem Stampfer das Gemüse zerstampfen. Milch, Frischkäse und Gewürze je nach Geschmack hinzugeben. Als kleines Extra angebratene Wurst und/oder Kürbiskerne hinzugeben.

## Merguez-Würste mit Zwiebelsoße

| | |
|---|---|
| **Zubereitungsdauer** | 45 Minuten |
| **Portionen** | 2 |
| **Kalorien pro Portion** | 690,65 kcal |
| **Fett** | 52g |
| **Kohlenhydrate** | 25g |
| **Eiweiß** | 25,5g |

**Zutaten:**

- 5 Zwiebeln
- 1 EL Öl
- 2 Merguez-Würste
- 250ml Rama Cremefine
- ½ Blumenkohl
- Gewürze (Salz, Pfeffer, Muskat)
- ½ Kohl
- 1 Ei
- 1 EL Butter

**Zubereitung:**
Die großen Zwiebeln (5 Stück) in dünne Ringe schneiden und bei mittlerer Hitze für 15 Min. im Öl anschwitzen. Die gebratenen Zwiebeln herausnehmen und die Wurst in der Pfanne anbraten. Die Zwiebeln wieder dazugeben und alles gemeinsam anbraten. Mit 250ml Rama Cremefine ablöschen. Die Masse würzen. Währenddessen den Blumenkohl kochen lassen, das Wasser abgießen, stampfen und pürieren. Ein Ei unterschlagen mit einem EL Butter und Gewürzen vermischen.

## Selbstgemachter Wrap mit Guacamole und Hähnchen

| | |
|---|---|
| **Zubereitungsdauer** | 30 Minuten |
| **Portionen** | 1 |
| **Kalorien pro Portion** | 897,3 kcal |
| **Fett** | 62,8g |
| **Kohlenhydrate** | 19,7g |
| **Eiweiß** | 56,8g |

**Zutaten:**

- 1 Mozzarella
- 1 Ei
- 1/2 TL Flohsamenschalen
- 1 Avocado
- Salz, Pfeffer, Limettensaft, Knoblauch
- 100g Fleisch (beliebig)

**Zubereitung:**

Mozzarella, Ei und Flohsamenschalen in einen Mixer geben und danach zu einem Wrap formen, auf Backpapier bei 160°C Ober- und Unterhitze 10-15 Min. backen. Für die Guacamole die Avocado aushöhlen und pürieren. Anschließend mit Salz, Pfeffer, Limettensaft und etwas Knoblauch würzen. Danach den fertigen Wrap mit Guacamole füllen und je nach Belieben mit gebratenem Fleisch belegen.

## Schinken-Käse-Champignons

| | |
|---|---|
| **Zubereitungsdauer** | 40 Minuten |
| **Portionen** | 1 |
| **Kalorien pro Portion** | 302,4 kcal |
| **Fett** | 10,8g |
| **Kohlenhydrate** | 1g |
| **Eiweiß** | 11,3g |

**Zutaten:**

- 2 große Champignons
- 1 Scheibe Bauernschinken, klein geschnitten
- 2 EL Crème Fraîche
- 30g geriebener Emmentaler

**Zubereitung:**

Schinken mit Crème Fraîche, Käse und Gewürzen vermengen. Den Stiel der Champignons abschneiden, die Köpfe mit der Masse füllen, auf ein Backblech in den Ofen stellen. Zuerst 20 Min. bei 180°C garen lassen. Danach auf Ober-Unterhitze umstellen und für 10 Min. weiter garen.

# Zucchini-Paprika Puffer

| | |
|---|---|
| **Zubereitungsdauer** | 20 Minuten |
| **Portionen** | 1 |
| **Kalorien pro Portion** | 302,3 kcal |
| **Fett** | 14,9g |
| **Kohlenhydrate** | 20,8g |
| **Eiweiß** | 19,1g |

**Zutaten:**

- 1 Zucchini gerieben & gesalzen
- 1 Paprika & Zwiebel gewürfelt
- Salz, Pfeffer, Knoblauch
- Italienische Kräuter
- 2 Eier, 1 EL Sauerrahm

**Zubereitung:**

Zucchini auspressen, Eier, Knoblauch, Kräuter, Zwiebeln und Paprika zugeben mit Salz, Pfeffer würzen und gut vermengen. Kleine Plätzchen formen und anbraten. Aus Sauerrahm mit ein paar Kräutern, Salz und Pfeffer kann man einen passenden Dip zaubern.

# Desserts

## Schoko-Kokos-Pudding

| | |
|---|---|
| **Zubereitungsdauer** | 25 Minuten |
| **Portionen** | 3 |
| **Kalorien pro Portion** | 105,7 kcal |
| **Fett** | 17,6g |
| **Kohlenhydrate** | 4,4g |
| **Eiweiß** | 4,0g |

**Zutaten:**

- 500ml ungesüßte Mandelmilch
- 1 TL Xanthan
- 1 TL Backkakao, Xucker
- 10 Kokosöl

**Zubereitung:**

Milch mit einem gehäuften TL Xanthan in einem Topf sehr gut und schnell verrühren. Je nach Belieben mit Xucker oder ähnlichen Süßungsmitteln kurz aufkochen lassen, Backkakao hinzufügen (je nach dem, wie schokoladig der Pudding sein soll). Dann Kokosöl dazugeben und mit dem Schneebesen oder Pürierstab verrühren. Die Masse köcheln lassen. Anschließend in Gläser abfüllen, kühlen lassen und dekorieren.

## LC-Quarkknödel mit Zwetschkenröster

| | |
|---|---|
| **Zubereitungsdauer** | 60 Minuten |
| **Portionen** | 3 |
| **Kalorien pro Portion** | 561,6 kcal |
| **Fett** | 35,2g |
| **Kohlenhydrate** | 40g |
| **Eiweiß** | 17,2g |

**Zutaten:**

- 30ml Essig
- je 15g Butter, Flohsamenschalen & Kokosmehl
- 250 g Quark
- 1 Ei
- 1kg Zwetschgen

**Zubereitung:**

Alle Zutaten vermischen und für 10-15 Min. ruhen lassen. Anschließend formen und im siedenden Wasser für 10 Minuten kochen lassen. Dann in geriebenen Nüssen wälzen.

Für die Zwetschkenröster 1kg entsteinte Zwetschken, Saft einer Zitrone, ¼ L Wasser und Rotwein vermischen. 1 Vanilleschote und 1-2 EL Xucker hinzurühren. So lange einkochen bis die Konsistenz passt (kontinuierlich umrühren).

## Apfelmus-Dessert

| | |
|---|---|
| **Zubereitungsdauer** | 25 Minuten |
| **Portionen** | 2 |
| **Kalorien pro Portion** | 591,4 kcal |
| **Fett** | 16,5g |
| **Kohlenhydrate** | 91,4g |
| **Eiweiß** | 15,3g |

**Zutaten:**

- 1kg Äpfel kleingeschnitten, mit Zitrone beträufelt
- 2 Stangen Zimt
- 10g Xucker
- 400g Joghurt, 10% Fett
- 40g Walnüsse

**Zubereitung:**

100ml Wasser mit Zimstangen in einem Topf aufsetzen, Äpfel zugeben und für 15 Min. köcheln lassen. Xucker nach Geschmack und mehr Äpfel einrühren und mit einem Stampfer zerdrücken. Etwas Joghurt auf dem Apfelmus in einem Schälchen verteilen und mit Walnüssen garnieren.

# Mokka-Mousse

| | |
|---|---|
| **Zubereitungsdauer** | 15 Minuten |
| **Portionen** | 2 |
| **Kalorien pro Portion** | 368,6 kcal |
| **Fett** | 32,8g |
| **Kohlenhydrate** | 9,2g |
| **Eiweiß** | 6,3g |

**Zutaten:**

- 250ml Rama Cremefine
- 1 EL Backkakao, Flavdrops Mokka
- 1 EL Chiasamen
- 1 EL Kokosnuss-Raspeln
- 80ml Milch
- 1 Hand voll Früchte nach Wahl

**Zubereitung:**

Rama Cremefine oder Schlagsahne fest schlagen. Anschließend Backkakao, Flavdrops Mokka, Chia, Kokosnuss-Raspeln und Milch hinzugeben und alles gut verrühren. Die Masse im Kühlschrank ruhen lassen und vor dem Verzehr mit Frucht nach Wahl verzieren.

## Schoko-Dessert

| | |
|---|---|
| **Zubereitungsdauer** | 10 Minuten |
| **Portionen** | 1 |
| **Kalorien pro Portion** | 489,3kcal |
| **Fett** | 24,6g |
| **Kohlenhydrate** | 44,1g |
| **Eiweiß** | 19,4g |

**Zutaten:**

- 4 EL Haferkleie
- 2 Gläser Milch
- 1 EL Xucker
- 1 EL Kakao und 1 EL Zimt
- 1 EL Kokosflocken
- 10g Walnüsse

**Zubereitung:**

Haferkleie mit Milch und Xucker vermischen und für 5 Min. aufkochen lassen. Anschließend Kakao hinzufügen und alles gut verrühren. Die Masse in einen Teller geben und mit Kokosflocken, Walnüssen und Zimt garnieren.

## Beeren-Pancake

| | |
|---|---|
| **Zubereitungsdauer** | 15 Minuten |
| **Portionen** | 2 |
| **Kalorien pro Portion** | 232,5 kcal |
| **Fett** | 11,4g |
| **Kohlenhydrate** | 7,2g |
| **Eiweiß** | 23,6g |

**Zutaten:**

- 100g TK-Beerenmix
- 20g Mandelmehl
- 25g Eiweißpulver, Vanillegeschmack
- 3 Eier
- 1 Päckchen Backpulver
- 25ml Süßstoff, flüssig
- 1 EL Sonnenblumenöl zum Backen

**Zubereitung:**

Für 4 Pancakes die Lebensmittel gut vermischen, Beerenmix behutsam unterrühren. Im heißen Öl etwas Teig in die Pfanne geben, kurz anbraten und wenden.

# Fazit

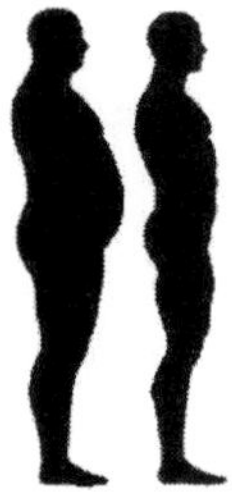

Mit diesem Buch haben Sie nun alles, was Sie brauchen, um Ihren Bauch loszuwerden.

Teilen Sie ein großes Ziel in viele kleine Unterziele auf. So können Sie langfristig viel mehr erreichen und vermeiden auch Komplikationen wie zum Beispiel einen Jo-Jo-Effekt. Behalten Sie das Training bei und legen Sie regelmäßig, wie auch in Zukunft, immer wieder Suppen- und Obsttage ein. Auch die richtige Vorbereitung ist die halbe Miete, wenn es darum geht, eine Diät erfolgreich abzuschließen. Deswegen ist es von großer Wichtigkeit, dass Sie dieses Buch mit voller Aufmerksamkeit durchlesen. Falls Sie das Gefühl haben, etwas nicht richtig verstanden zu haben, nehmen Sie sich lieber noch einmal mehr Zeit und lesen Sie das Kapitel ein zweites Mal durch, anstatt es einfach nur in einem Durchgang zu überfliegen. Somit können Sie sicherstellen, dass sie das theoretische Wissen im Nachhinein auch richtig verwenden können.

Darüber hinaus ist auch das richtige Hintergrundwissen, was ich Ihnen in diesem Buch über die Entstehung von Bauchfett mit an die Hand gegeben habe, von großer Wichtigkeit. Nur wenn man weiß woher das Bauchfett eigentlich herkommt, kann man es auch effektiv bekämpfen. Denken Sie immer an genügend Bewegung! Deswegen haben wir Ihnen auch einen effektiven Trainingsplan zur Verfügung gestellt, der Ihnen genau hierbei

weiterhelfen wird. So können Sie bei Ihrer Diät schlussendlich das Maximum herausholen, indem Sie Ihren Erfolg durch Sport und Bauchübungen unterstützen.
Die Messlatte sollte man jedoch am Anfang eher niedrig ansetzen. Somit stellt man sicher, dass man langfristig viel mehr erreichen kann. Selbstwirksamkeit ist nämlich auch ein Faktor, der extrem wichtig ist und nicht außer Acht gelassen werden sollte.
Gehen Sie es gleich an und killen Sie Ihren Bauch!
Der nächste Sommer steht viel schneller vor Ihrer Tür, als Sie vermuten.

***Killen Sie Ihren Bauch!***

# Danke

Ich möchte mich herzlich bei Ihnen bedanken, dass Sie bis zum Ende mitgelesen haben. Somit beweisen Sie sich selbst, dass Sie den nötigen Willen haben, um Ihre Traumfigur Wirklichkeit werden zu lassen. Nun kommt es nur noch darauf an, dass Sie das Gelernte in die Tat umsetzen. Hierbei sollten Sie immer auf die Signale Ihres Körpers hören.
Ebenso bedanke ich mich bei meinen geschätzten Autorenkollegen „Die Fitness Profis" für Ihr Mitwirken an diesem Buch.
Übrigens wurde aufgrund der Druckkosten auf Farbabbildungen in der Taschenbuch-Version verzichtet, um Ihnen einen erheblich günstigeren Preis anbieten zu können. Sie erhalten alle 40 Low Carb Rezepte mit Farbfotos in einer PDF-Datei zum Download.
Viel Spaß und ein gutes Gelingen wünsche ich Ihnen nun beim Umsetzen meines Bauchkiller-Konzepts! Ich hoffe, dass Sie Ihren Traum von einem flachen und schlanken Bauch schnell erreichen und halten.
***Ihr David S. Smith***

# Ich freue mich über Ihr Feedback

Für mich ist es sehr wichtig, Feedback zu meinem Buch zu bekommen. Wenn Sie Anregungen oder Verbesserungsvorschläge haben, so schreiben Sie mir doch bitte eine Mail an: kindle2018@yahoo.com, bevor Sie eine schlechte Bewertung abgeben. Ich freue mich sehr über konstruktive Kritik. Da es mich viel Zeit und Energie gekostet hat, dieses Buch zu erstellen, wäre ich Ihnen sehr dankbar, wenn Sie mir, anstelle einer schlechten Bewertung, Ihre Verbesserungsvorschläge persönlich zukommen lassen. Denn dann hätte ich eine Chance, Ihre Kritik anzunehmen und mein Buch zu verbessern.
Über eine positive Rückmeldung, in Form einer Rezension auf Amazon, würde ich mich ebenfalls sehr freuen. Diese können Sie wie folgt erstellen: Besuchen Sie auf Amazon.de die Produktseite des Artikels, für den Sie eine Rezension erstellen möchten. Klicken Sie unter Kundenrezensionen auf „Kundenrezension verfassen". Bewerten Sie den Artikel und verfassen Ihre Rezension.

# Über den Autor

David S. Smith, geboren in den USA, ist ein aufstrebender Sachbuchautor, der sich den Themengebieten Ernährung, Fitness und Sport widmet. In seinen Büchern finden sich praktische Anleitungen zu verschiedenen bewährten Methoden, von denen er selbst 100 % überzeugt ist. Er achtet auf einen guten Lesefluss bei seinen Werken und erklärt seine Strategien stets möglichst einfach.
Herr Smith möchte vor allem erreichen, dass seine Leser sich wohler fühlen, aktiver leben und Gefallen an der gesunden Ernährung finden. Sein Lebensmotto lautet „der Weg ist das Ziel".

Er leitete ein Jahrzehnt lang eine bekannte Fitnesskette in den USA. In der selbigen schloss er seine Ausbildung zum Fitnesskaufmann äußerst erfolgreich ab, bevor er in das Management aufstieg. Vor ein paar Jahren heiratete er seine deutsche Frau und zog mit ihr in die Nähe von München, wo er nun als Personal Trainer tätig ist und sich gemeinsam mit seiner Frau um den Nachwuchs kümmert.

Da Kochen seine Leidenschaft ist und er schon immer einen großen Wert auf eine gesunde Ernährung legte, absolvierte er viele verschiedene Kochkurse im Laufe seines Lebens. Er liebt es, sich auf eine ausgiebige Wandertour zu begeben und anschließend ein köstliches Gericht zu genießen, um die Seele baumeln zu lassen. David ist ein großer Freund und Befürworter des Kurzzeitfastens, „da man mit keiner anderen Ernährungsform so leicht Fett verbrennen kann" – betont er. Der Autor selbst ernährt sich seit über fünf Jahren nach der 16:8 Intervallfasten Methode.

Lassen auch Sie sich von seinen Büchern überzeugen und holen Sie sich noch JETZT seinen Ratgeber, damit auch für Sie ein neues, gesünderes Leben beginnt!

# Weitere Bücher des Autors

Hier finden Sie weitere Bücher des engagierten Autors David S. Smith. Wenn Sie sich gesünder ernähren möchten und fitter werden wollen, dann lesen Sie unbedingt die anderen Exemplare des sympathischen Autors. Davids Ratgeber werden Sie darin unterstützen, voll und ganz mit sich zufrieden zu sein, sich wohlzufühlen und glücklicher zu leben, denn das wünscht er sich für Sie.

**David S. Smith auf Amazon.de**

https://all-about-amz.com/David S.Smith

# Haftungsausschluss

Der Autor übernimmt keinerlei Gewähr für die Aktualität, Korrektheit, Vollständigkeit oder Qualität der bereitgestellten Informationen und weiteren Informationen. Haftungsansprüche gegen den Autor, welche sich auf Schäden materieller oder ideeller Art beziehen, die durch die Nutzung oder Nichtnutzung der dargebotenen Informationen bzw. durch die Nutzung fehlerhafter und unvollständiger Informationen verursacht wurden, sind grundsätzlich ausgeschlossen, sofern seitens des Autors kein nachweislich vorsätzliches oder grob fahrlässiges Verschulden vorliegt. Alle Angaben wurden vom Autor mit größter Sorgfalt und nach bestem Wissen und Gewissen recherchiert oder spiegeln seine eigene Meinung wieder. Der Inhalt des Buches passt möglicherweise nicht zu jedem Leser und die Umsetzung erfolgt ausdrücklich auf eigenes Risiko. Es gibt keine Garantie dafür, dass alles genau so, bei jedem Leser, zu genau den gleichen Ergebnissen führt. Der Autor und/oder Herausgeber kann für etwaige Schäden jedweder Art aus keinem Rechtsgrund eine Haftung übernehmen.
Bei den mit einem Sternchen (*) gekennzeichneten Links handelt es sich um Werbelinks. Wenn Sie über so einen Link in einem Shop landen, dann erhält der Autor dieses Buches eine kleine Provision, falls Sie etwas kaufen. Für Sie macht es keinen Unterschied, denn Sie bezahlen genau den gleichen Preis für das gekaufte Produkt. Für den Autor macht es hingegen einen Unterschied, denn es trägt etwas dazu bei, seine Kosten zu begleichen.

# Urheberrecht

# Quellen

J. A. Harris, F.G. Benedict (1918) Harris-Benedict-Formel.

# Impressum


*1. Auflage*

*Kontakt:*
*"Great-Ebooks4U"*
*c/o Bianca Kronsteiner*
*impressumservice.net*
*Robert-Preußler-Straße 13 / TOP 1*
*5020 Salzburg*
*AT – Österreich*
*kindle2018@yahoo.com*
*Covergestaltung: Jana S.*
*Coverfoto: www.depositphotos.com*

40985858R00074

Printed in Poland
by Amazon Fulfillment
Poland Sp. z o.o., Wrocław